Das psychiatrische Fakultätsgutachten

Von

Priv.-Doz. Dr. **Herbert Reisner**

Ärztlicher Leiter der Wiener Städtischen Nervenheilanstalt Rosenhügel
Primararzt der I. Neurologischen Abteilung ebendort
Lehrbeauftragter für Forensische Psychiatrie an der Juridischen und
Medizinischen Fakultät der Universität Wien

Wien 1957

In Kommission bei Springer-Verlag, Wien

Erweiterter Abdruck aus
Wiener Zeitschrift für Nervenheilkunde und deren Grenzgebiete
Band XIV, Heft 1 und 2—3

ISBN-13: 978-3-211-80456-8 e-ISBN-13: 978-3-7091-7876-8
DOI: 10.1007/978-3-7091-7876-8

Manzsche Buchdruckerei, Wien IX

Einleitung

Die vorliegende Monographie entstand aus zwei Vorträgen und einer Publikation, die andernorts erscheinen. Der erste Vortrag wurde in der Festsitzung des Vereins für Neurologie und Psychiatrie in Wien anläßlich des 90. Geburtstages von JOSEF BERZE am 10. Dezember 1956 gehalten. Er befaßte sich mit dem Amnesieproblem in der forensischen Psychiatrie. Der zweite Vortrag, gemeinsam mit F. DOUDA in der österreichischen Gesellschaft für Strafrecht und Kriminalogie am 28. Februar 1957 abgeführt, stellte das Problem des Fakultätsgutachtens vom medizinischen und juristischen Standpunkt dar. Die gemeinsame Arbeit mit H. HOFF, welche für das Gedenkheft der Wiener klinischen Wochenschrift anläßlich des 100. Geburtstages WAGNER-JAUREGGS bestimmt war, zog Parallelen zwischen der psychiatrischen Beurteilung Krimineller in der Jetztzeit und der Zeit WAGNER-JAUREGGS. Sowohl den beiden Vorträgen als auch der erwähnten Arbeit lagen die Fakultätsgutachten zugrunde, welche in den Jahren 1950 bis 1956 von der medizinischen Fakultät der Universität Wien erstattet wurden. Von den 25 im genannten Zeitraum geforderten Gutachten waren 23mal H. HOFF und H. REISNER zu Referenten bestellt. Diese 23 Gutachten sind auch die klinische Grundlage der folgenden Ausführungen, welche zusammenfassend die in den eingangs erwähnten Vorträgen bzw. der zitierten Publikation gebrachten Ergebnisse zur Darstellung bringen.

Die in fünf Abschnitte geteilte Monographie bringt neben der Reproduktion des größten Teiles der Fakultätsgutachten die gesetzlichen Bestimmungen über dieses, seine Genese und Anwendbarkeit. Der Problematik der einzelnen Gutachten wird die Problematik der Institution des Fakultätsgutachtens an sich gegenübergestellt und vom juridischen und medizinischen Standpunkt aus beleuchtet. Dabei kommt, um die verschiedenen Einstellungen der beiden Disziplinen zu überbrücken, eine neue Form eines Kollegialitätsgutachtens, das „*Gemeinschaftsgutachten*", zum Vorschlag. Es ergibt sich auch Gelegenheit, zur Abgrenzung der Kompetenz des psychiatrischen Sachverständigen Stellung zu nehmen und schließlich an Hand einiger Fälle ein spezielles Gebiet, nämlich das Problem der Amnesie in der forensischen Psychiatrie zu beleuchten.

Inhaltsverzeichnis

I

Die Bestimmungen über das Fakultätsgutachten, welches eine Institution nur des österreichischen Rechtes ist, sind im XI. Hauptstück der österreichischen Strafprozeßordnung (StPO.) in den §§ 125 und 126 enthalten. Es ist entsprechend dem Titel des genannten Hauptstückes der StPO. „Von dem Augenscheine und den Sachverständigen" ein Teil des Sachverständigenbeweises. Somit haftet dem Fakultätsgutachten, wie F. DOUDA, dessen Ausführungen zum juridischen Teil dieser Gutachtensform uns auch im folgenden maßgebend sind, meint, die ganze Problematik des Sachverständigenbeweises an. Es kann, wie der § 126 in seinem zweiten Absatz ausführt, dann eingeholt werden, wenn die Sachverständigen Ärzte oder Chemiker sind und wenn frühere Befunde oder Gutachten die in den §§ 125 bzw. 126, Absatz 1, angeführten Mängel enthalten. Weiters kann es verlangt werden, wenn die Ratskammer wegen der Schwierigkeit der Begutachtung die Fakultät anruft und somit a priori der Fall für derart heikel gehalten wird, daß ein einzelner Sachverständiger nicht genügend Kenntnis hätte, diesen klar genug zu beurteilen. Die in den §§ 125 und 126/1 angeführten Mängel bereits vorliegender Befunde oder Gutachten können verschiedener Natur sein: wenn der Befund (125) oder das Gutachten (126/1) dunkel, unbestimmt, im Widerspruch mit sich selbst oder mit erhobenen Tatsachen stehen oder die Angaben zweier Sachverständiger erheblich voneinander abweichen. Ebenso kann die Fakultät konsultiert werden, wenn das Gutachten Schlüsse enthält, welche aus den angegebenen Vordersätzen nicht folgerichtig gezogen sind und sich durch eine nochmalige Vernehmung der Sachverständigen nicht beseitigen lassen (§ 126/1). Die Umstände, welche somit bei schon vorliegenden Befunden oder Gutachten zur Einholung eines Fakultätsgutachtens führen können, sind Unklarheiten oder in sich enthaltene Widersprüche jener auf der einen und divergente Angaben zweier Sachverständiger bzw. im Gutachten nicht folgerichtig gezogene Schlüsse auf der anderen Seite. Es kann also unpräzise oder für medizinische Laien unverständliche Ausdrucksweise sowohl im Befund als auch im Gutachten allein genügen, ein Umstand, der in unserem Material nie Ursache für die Erstattung eines Fakultätsgutachtens war. Er dürfte auch bei gut geschulten Sachverständigen, die über entsprechende, auch Nichtärzten verständliche psychiatrische Diktion verfügen, nicht vorkommen. Wohl viel häufiger wird die Fakultät die Entscheidung bei divergenten Gutachten zu treffen haben, welchen verschiedene wissenschaftliche Beurteilung oder andersartige persönliche Einstellung zugrunde liegen. Hervorgehoben sei, daß seinerzeit, als man das Fakultätsgutachten in der Form eines höchsten medizinischen Sachverständigengutachtens in die österreichische Strafprozeßordnung aufnahm, dieses von manchen leidenschaftlich abgelehnt wurde (DE GRIEZ u. a.). Dabei wurden Argumente vorgebracht, welche auch heute noch einer Diskussion wert sind und auf welche weiter unten eingegangen wird.

Der Vorgang der Entstehung eines Fakultätsgutachtens sei hier kurz skizziert: Fordert das Gericht von der Fakultät ein Gutachten, so bestimmt der Dekan zwei Referenten, welche mit der Ausarbeitung eines Entwurfes beauftragt werden. Diese Referenten sind in der Regel der Ordinarius für Psychiatrie und ein Lehrbeauftragter für dasselbe Fach, wenn vorhanden für forensische Psychiatrie. In allen hier angeführten Fällen wurde der zu Untersuchende, dessen Strafakt zur Verfügung stand, stationär auf der Psychiatrischen Universitätsklinik in Wien längere Zeit — durchschnittlich einen Monat lang — beobachtet, etliche Male von den Referenten exploriert und allen für die Erstellung einer psychiatrischen Diagnose nötigen Untersuchungsmethoden zugeführt. Immer wurden eine Reihe von psychologischen Tests, in einem großen Teil elektroenzephalographische, fallweise Liquoruntersuchungen und einmal eine Enzephalographie durchgeführt. Auf Grund des Beobachtungs- und Untersuchungsergebnisses verfassen nun die Referenten gemeinsam einen Entwurf des Gutachtens, welcher dann dem Dekanat der medizinischen Fakultät zugeleitet wird. Nun beruft der Dekan eine Ausschußsitzung ein, an der 12 bis 14 Mitglieder des Lehrkörpers teilnehmen, und legt den

Gerichtsakt bzw. den Entwurf des Gutachtens im Dekanat zur Einsicht für die Teilnehmer der Ausschußsitzung eine Woche lang auf. Bei der Ausschußsitzung verliest einer der Referenten den Entwurf des Gutachtens, woran sich eine Diskussion über das Gutachten anschließt. Unter den Ausschußmitgliedern befinden sich in der Regel alle Lehrbeauftragten für Neurologie und Psychiatrie, wodurch die Gewähr gegeben ist, daß entsprechende Fachleute an der Diskussion teilnehmen. Ist der Entwurf von der Ausschußsitzung akzeptiert, geht er zu einer zweiten Verlesung und Abstimmung der Sitzung des Professorenkollegiums zu. In dieser wird er vom Ordinarius für Psychiatrie vertreten und kommt, wenn gutgeheißen nur vom Dekan gezeichnet, als endgültiges Fakultätsgutachten zu Gericht. Aus dieser Beschreibung der Genesis des Fakultätsgutachtens geht hervor, daß dieses anonym und der Ausdruck einer Gemeinschaftsarbeit ist.

II

Von den 23 Gutachten, die dieser Arbeit zugrunde gelegt sind, wurde vom Gericht zwanzigmal ein Fakultätsgutachten deswegen angefordert, weil 2 oder mehrere divergente Sachverständigengutachten vorlagen und dreimal die Fakultät auf Beschluß der Ratskammer wegen der Schwierigkeit des Falles konsultiert (Fall 3, 6 und 7). Im folgenden werden die einzelnen Gutachten dem Delikt nach tabellarisch zusammengestellt, teilweise in ihrem vollen Wortlaut, teilweise gekürzt wiedergegeben bzw. bloß erwähnt. Es sei darauf hingewiesen, daß die Fälle 1, 3, 5, 8, 9, 10, 14, 15, 16 und 23 weiter rückwärts genau unter besonderen Gesichtspunkten mitgeteilt sind und Fall 7 von H. Lenz vor kurzem publiziert wurde.

Von den Fällen, die in *Tabelle 1* dargestellt sind, sei hier kurz *Fall 1, Franz D.*, geboren am 23. Oktober 1923, Hilfsarbeiter, dargestellt. Dieser hatte am 5. Dezember 1948 seine Geliebte, Maria T., ermordet. Vor der Tat beabsichtigten die beiden, nachdem sie mehrere Stunden lang gezecht hatten, in alkoholisiertem Zustand nach Hause zu gehen. Der D. wollte unterwegs auf einem Krautacker mit der Ermordeten einen Sexualakt ausführen, was aber von dieser verweigert wurde. Darauf wendete der Mörder Gewalt an, würgte die T., steckte ihr ein Krauthäuptel — mit dem Strunk nach unten — in den Mund, band darüber ein Tuch, um das Krauthäuptel zu fixieren und so die Frau am Schreien zu hindern und tötete sie dann durch Würgen bzw. Schläge auf den Kopf. Wenige Stunden danach fügte sich der Mörder am linken Unterarm Schnittwunden zu, die er selbst wieder versorgte. Nächsten Tag verhaftet, legte er ein lückenloses Geständnis ab, das er in der Folgezeit noch einmal wiederholte. Später behauptete er, sich an die Tat nicht mehr erinnern zu können und gab 3 verschiedenen psychiatrischen Untersuchern eine immer größer werdende Erinnerungslücke an. Anfangs amnesierte er nur die Tat selbst, dann aber auch die Zeit vor und schließlich auch die Stunden nach dem Verbrechen. Auch während seiner Beobachtung an der Psychiatrischen Klinik in Wien blieb er dabei, daß ihm die Erinnerung für die Zeit

Tabelle 1. *Mord, Mordversuch, Anstiftung*

1. Franz D. *Tat unter Alkohol*	*Dg.* Alkoholmißbrauch, Simulation
2. Elisabeth L. *Mord aus Eifersucht*	*Dg.* Gefühlskalte Psychopathin
3. Walter L. *Mord im Affekt*	*Dg.* Schizoider Psychopath
4. Johanna K. *Anstiftung zum Mord*	*Dg.* Gefühlskalte Psychopathin, hartnäckige Simulation einer Psychose
5. Alfred B. *Mordversuch, gefährliche Drohung Tat unter Alkohol*	*Dg.* Erregbarer Psychopath, Simulation
6. Karl P. *Mord an einem Kind*	*Dg.* Perversion, ethisch defekter Psychopath
7. Johann St. *Versuchte Notzucht* und *Mord an einem Kind*	*Dg.* Leukotomierte Schizophrenie

fehle, in der er das Haus, in dem er mit der T. gezecht hatte, verlassen habe, bis zum Aufwachen am Morgen des nächsten Tages in seinem Zimmer. (Genaue Darstellung auf S. 94.)

Fall 2. Die Elisabeth L., geb. 1909, hat in den Morgenstunden des Ostermontag im Jahre 1952 den neben ihr schlafenden Ehemann mit einer Holzhacke erschlagen und anschließend daran durch Erhängen bzw. durch Verletzungen am Halse und den Handgelenken mit Hilfe einer Rasierklinge versucht, sich das Leben zu nehmen. Sie ist wegen dieser Tat nach §§ 134 und 135, Ziffer 1, StG., des Meuchelmordes angeklagt. Das Gutachten wird deswegen verlangt, da zwei einander widersprechende gutachterliche Äußerungen vorliegen, deren eine von Dr. D. im Herbst 1952 abgefaßt und von einem späteren Gutachten ergänzt (beide ohne genaues Datum), das zweite von Dr. St. unter dem Datum vom 20. Dezember 1952. D. nimmt an, daß die Tat der L. im Zustand einer paranoiden Geistesstörung begangen worden sei, während St. die L. nicht als geisteskrank bezeichnet.

Die L. war vom 2. bis 21. April 1953 an der Wiener psychiatrischen Universitätsklinik zur Beobachtung aufgenommen. Sie war die ganze Zeit über zeitlich, örtlich und persönlich voll orientiert, bei klarer Bewußtseinslage, in ausgeglichener Stimmung, Gedankenablauf geordnet. Bei den verschiedenen Aussprachen etwas zurückhaltend, vorsichtig, in ihrem Verhalten der Situation voll angepaßt und auch im klaren darüber, warum sie auf der Klinik aufgenommen war. Die L. war das jüngste von 4 Kindern, die Eltern Kleinhäusler, bei denen sie in den ersten 6 Lebensjahren aufwuchs. Die Mutter starb, als die Untersuchte 6 Jahre alt war und sie, da sie die Jüngste war, etwas verwöhnte. Diese hing sehr an ihr. Der Vater war Trinker und hätte die Mutter häufig geschlagen. Sie lehnte den Vater völlig ab. Habe ihn auch nie wieder gesehen und behauptet, nicht einmal zu wissen, welchen Beruf er habe. Ein Bruder der L. sei gemütskrank gewesen und in einer Nervenheilanstalt gestorben. Eine Schwester habe nach dem Tode eines Kindes sich erhängt. Die L. kam nach dem Tode der Mutter zu einem Bruder derselben und besuchte 4 Klassen Volksschule. Von den Verwandten wurde sie schon während der Schulzeit zu schwerer Landarbeit herangezogen. Konnte nach 4 Volksschulklassen nicht mehr weiter zur Schule gehen, da sie in den Dienst geschickt worden sei. 1925 lernte sie ihren Mann kennen, den sie 1 Jahr darauf heiratete, da sie von ihm schwanger geworden war. Die Ehe war sehr gut. Der Gatte war ein Schneidermeister, der sich 6 Jahre darauf selbständig machte. Sie half dem Gatten damals bei der Arbeit und beide lebten in voller Harmonie. Der Betrieb ging aber nicht recht, was die Untersuchte zu der Äußerung veranlaßte, „daß sie überhaupt nie ein sehr gesichertes Leben geführt habe". Sie mußte zur Vermehrung des Einkommens in die Patronenfabrik nach Hirtenberg arbeiten gehen. Nach 1938 legte der Gatte sein Gewerbe zurück, da er den Betrieb infolge des schlechten Geschäftsganges nicht mehr halten konnte. Er war dann bis zu seiner Einrückung im Jahre 1942 als Metallarbeiter tätig. Auch zu dieser Zeit war die Ehe sehr gut. 1941 habe sie einen Arbeitsunfall erlitten und sei seit dieser Zeit zu Hause geblieben. Der Gatte kam 1946 aus der Kriegsgefangenschaft zurück und nahm sein Schneidergewerbe wieder auf, dieses Mal ging aber der Betrieb sehr gut. 1951 mußte sogar ein Lehrmädchen aufgenommen werden und schließlich noch ein zweites. Im selben Jahre gingen ein Sohn und eine Tochter in die Schweiz und arbeiteten dort. Erst zirka 2 Monate vor dem Mord bemerkte die Untersuchte, daß der Gatte nicht mehr so zu ihr wie früher war, er war sehr zurückhaltend, auch in sexueller Hinsicht, kam des öfteren später nach Hause und begann ihr immer von einer modernen Ehe zu erzählen, in der die Ehepartner völlig ungebunden seien, und riet ihr einmal, sich einen Freund zu nehmen. Es kam ihr damals die dunkle Ahnung, daß sie vielleicht eine Nebenbuhlerin hätte. Am Mittwoch vor Ostern im Jahre 1952 überraschte sie ihren Gatten, als dieser das Lehrmädchen küßte, woraus sich ein Streit entspann, in dessen Verlauf der Gatte der Untersuchten ihr verbot, mit jemandem über die ganze Angelegenheit zu sprechen. Sie stellte das Lehrmädchen zur Rede, erhielt aber von diesem keine Antwort. Obwohl sie diesen Zwischenfall, wie sie sagt, mit eisiger Ruhe aufgenommen habe, sei sie doch seelisch vollkommen zusammengebrochen gewesen. Am Gründonnerstag begegnete sie absichtlich noch einmal dem Mädchen, um sich mit ihm auszusprechen, und bekam auch diesmal keine Antwort. Sie wäre zu dieser Zeit wohl etwas deprimiert gewesen und hätte schlecht geschlafen, doch habe sie sich immer sehr zurückgehalten und ihre Ruhe bewahrt. Bei einer dritten Aussprache am Karsamstag mit dem Lehrmädchen habe ihr dieses erklärt, daß sie auf Zärtlichkeiten in der Werkstatt verzichten werde. Mit dem Gatten waren laufend Auseinandersetzungen, die jedoch zu keinem Ergebnis führten, da er erklärte, er wolle von dem Mädchen nicht lassen und seiner Frau immer wieder vorschlug, sie solle sich einen Freund suchen. Am Ostersonntag sollte die Untersuchte mit ihrem Mann einen Ausflug auf den Neusiedler See machen, sie hatte jedoch keine rechte Freude daran. Am Neusiedler See hielten sie sich nur kurz auf und tranken etwas Wein. Da auf der Rückfahrt das Motorrad eine Panne erlitt, mußten die beiden Gatten, teils schiebend, teils fahrend, einen mühsamen Heimweg antreten, wobei es immer wieder zu Auseinandersetzungen über die Beziehungen des Mannes zu dem Mädchen kam. In der Nacht von Sonntag auf Montag kehrten die beiden heim und begaben sich zu Bett. Gegen 8 Uhr früh wurden sie vom Schwager geweckt, der das Haus aber bald wieder verließ, sie selbst blieb wach, während der Gatte sofort wieder einschlief. Sie grübelte über ihre Lage nach und kam plötzlich zu dem Entschluß, sie müßte beide wegräumen, womit sie ihren Gatten und sich meint. Dann erhob sie sich vom Bett, ging in den Keller, holte eine scharf geschliffene Holzhacke und kehrte wieder in das Schlafzimmer zurück. Mit zwei Hackenhieben auf den Kopf tötete sie ihren Mann und versuchte dann durch Erhängen Selbstmord zu begehen, was aber nicht gelang, da die Schnur zweimal abriß. Daraufhin nahm sie etliche Kopfwehpulver und fügte sich in selbstmörderischer Absicht mit einer Rasierklinge Schnitte am Hals und an beiden Unterarmen zu. Sie behauptet, die feste Absicht gehabt zu haben, zu sterben, habe aber doch die Nachbarin um Hilfe gerufen, und so sei es gekommen, daß sie gerettet wurde.

Auf spezielles Fragen erzählt die Untersuchte, daß sie manchmal nachts Stimmen gehört habe. In letzter Zeit die Stimme ihres ermordeten Mannes, dieses sei aber nur dann vorgekommen, wenn sie aus tiefem Schlaf erwacht und noch schlaftrunken war. Sonst hatte sie nie derartige Erlebnisse. Zu der Tat selbst gibt sie an, daß ihr das ganz plötzlich eingefallen sei, nachdem sie im Bett gelegen und immer wieder nachgedacht und gegrübelt habe. Sie sei infolge der Ereignisse zwischen ihrem Mann und der L. völlig mit den Nerven fertig gewesen und habe plötzlich den Entschluß gefaßt, ihn und sich fortzuräumen, und nach diesem Entschluß sei eigentlich alles ganz automatisch gekommen. Sie wäre vollkommen verzweifelt gewesen und hätte keinen anderen Ausweg gesehen, da sie an ihrem Mann sehr gehangen sei und sich auf keinen Fall von ihm trennen wollte. Sie hätte vor dem Krieg und während des Krieges und auch später sehr viel mitgemacht, habe immer nur für andere Menschen gesorgt und hätte ohne ihren Mann nicht leben wollen.

Die erste Menstruation mit 13 Jahren, derzeit regelmäßig menstruiert. 4 Entbindungen, keine Fehlgeburten. Alkohol, Nikotin und Geschlechtskrankheiten werden negiert. Der körperliche Befund ergibt Narben nach Verletzungen am Hals bzw. den Beugeseiten beider Handgelenke. Die Finger der rechten Hand infolge eines Arbeitsunfalles in der Beweglichkeit eingeschränkt. An der linken Hand Zeichen einer teilweisen Schädigung des Nervus medianus infolge des Suizidversuches. Der übrige neurologische Befund normal. Wassermann im Blut negativ. Das Ergebnis der psychologischen Untersuchung mittels einer Intelligenz- und Gedächtnisprüfung, eines Rorschach- und eines Szondi-Versuches ergibt das Bild einer intellektuellen Unterbegabung im Sinne einer Debilität. Im Rorschach-Versuch Zeichen einer hysteriformen Persönlichkeit.

Gutachten. Elisabeth L. hat in den Morgenstunden des Ostermontag im Jahre 1952 ihren Gatten Emmerich, als dieser noch schlief, mit einer Holzhacke erschlagen und dann versucht, Selbstmord zu begehen. Als Motiv der Tat gab die L. an, ihr Gatte wäre im Begriff gestanden, mit dem Lehrmädchen Theresia L. ein Liebesverhältnis einzugehen, was der Ermordete ihr auch eingestanden hätte, nachdem sie ihn wegen seiner zunehmenden Kälte ihr gegenüber und auf Grund bestimmter Beobachtungen zur Rede gestellt hätte. Die Tat erfolgte nach einer längeren Auseinandersetzung in der Nacht von Ostersonntag auf Ostermontag. Die L. blieb bei allen Einvernahmen und psychiatrischen Untersuchungen und auch während ihrer Beobachtung an der Wiener psychiatrischen Universitätsklinik bei derselben Aussage: sie sei in Verzweiflung über die Tatsache, daß ihr Mann sich von ihr abwende, zu dem Entschluß gekommen, sich und ihren Gatten „wegzuräumen“. Das Motiv der Tat ist also Eifersucht, welche sich in der Woche vor Ostern von Tag zu Tag steigerte, da die verschiedenen Aussprachen zwischen den Eheleuten den Mann nicht zur Änderung seines Willens bringen konnten.

Die 3 Wochen dauernde Beobachtung der L. an der psychiatrischen Klinik zeigte die Untersuchte ständig voll orientiert, bei klarem Bewußtsein, ihrer Lage entsprechend in gedrückter Stimmung, wobei aber nie wirkliche Reue über die Tat an der L. zu bemerken war. Sie machte bei etlichen Explorationen ohne wesentliche affektive Betonung immer dieselben Angaben, war sich ihrer Situation voll bewußt und auch im klaren darüber, daß sie mit einer schweren Strafe rechnen müsse. Irgendwelche Wahnideen im Sinne von Beziehungs-, Beeinträchtigungs- oder Verfolgungswahn waren nicht nachweisbar. Ebenso keine Zeichen einer Eifersuchtsparanoia. Die Angaben der L., daß sie manchmal des nachts im Halbschlaf Stimmen — jetzt auch die ihres toten Mannes — gehört habe, sind keinesfalls als echte Halluzinationen, wie sie unter anderem bei der Schizophrenie vorkommen, zu deuten, sondern als sogenannte hypnagoge Sinnestäuschungen zu werten, die gar nicht so selten auch beim geistig völlig Gesunden besonders in Zeiten einer Überreizung vorkommen. Sie haben als einziges Symptom keinerlei Krankheitswert. Die Tat, unter Hinblick auf den Suizidversuch der L. als Ausfluß eines sogenannten erweiterten Selbstmordes, wie er im Rahmen einer Melancholie vorkommen kann, aufzufassen, ist mangels an Symptomen einer Melancholie bei der Untersuchten zur Zeit der Tat nicht möglich. Ebenso kann auf Grund der praktischen Lebensbewährung der L. und des Ergebnisses der psychologischen Untersuchung, welche nur eine intellektuelle Unterbegabung aufdeckte, ein Schwachsinn höheren Grades ausgeschlossen werden. *Zusammenfassend* ist daher zu sagen, daß bei Elisabeth L. keine Zeichen einer Geistes- oder Gemütskrankheit bestehen, welcher Umstand auch für den Zeitpunkt der Tat gilt. Es besteht aber kein Zweifel, daß sie sich zur Zeit der Tat im Zustand höchster Erregung befand.

Fall 4, I. Gutachten. Das Fakultätsgutachten, abgefaßt am 28. April 1951 über *Johanna K.*, 32 Jahre alt, wurde angefordert, weil eine Reihe von einander widersprechenden Gutachten, und zwar von Dr. Sch., Dr. E. einerseits und von Dr. P. anderseits, vorliegen. 2 weitere Gutachten von Dr. D. und nochmals Dr. P. stammen aus einer Zeit, in der bei der K. noch nicht der Verdacht auf eine Geisteskrankheit bestand. Aus den Akten geht hervor, daß am 2. August 1947 der Bauernsohn A. K., der Bruder der Beschuldigten, erschossen in seinem Bett aufgefunden wurde und schließlich die K. und ihr

Liebhaber Walter R., welcher inzwischen schon abgeurteilt ist, unter dem Verdacht der Täterschaft in Haft kamen. Der Mord wurde von R. durchgeführt, der behauptet, daß auch die K. Schüsse gegen ihren Bruder abgegeben habe. Sie selbst bestreitet dies, gibt aber zu, den R. zu dem Mord angestiftet zu haben.

In der Familie der Johanna K. sollen bei einigen Vorfahren epileptische Anfälle bestanden haben, wofür aber keine sicheren Unterlagen zur Verfügung stehen. Der Vater war Viehhändler und ist im Jahre 1931 im Alter von 50 Jahren mit einer Schußwunde tot aufgefunden worden. Ob er Selbstmord begangen hat oder der Tod durch fremde Hand erfolgte, ist nicht eindeutig geklärt. Die Mutter lebt und ist gesund. Von 7 Geschwistern leben jetzt noch 3. Ein Bruder endete durch Selbstmord. Ein Bruder der Mutter hat sich erhängt. Die übrigen Geschwister sollen geistig normal gewesen sein; nur Alois, der ermordete Bruder, war leicht erregbar und jähzornig. Sie selbst soll in der Kindheit gesund gewesen sein und im 13. Lebensjahr angeblich eine Kinderlähmung durchgemacht haben. Sie hat als Kind immer gut gelernt, hatte keine Anstände und war verträglich. Nach einer Lehrzeit von 8 Monaten in einem Gasthaus in W. und kurzer Tätigkeit in einem Gasthaus in L., war sie seit 1938 zu Hause. Sie war dreimal schwanger, hatte keine Fehlgeburt. Mit dem ermordeten Bruder A. hatte sie schon immer schwere Differenzen, die sich wegen einer Erbschaftsangelegenheit noch steigerten. 1946 hatte sie durch 6 Wochen ein intimes Verhältnis mit ihrem Schwager M., von dem sie behauptet, er habe durch Selbstmord geendet, während der R. angibt, die K. hätte auch den Schwager M. erschossen. Den R. kennt sie seit mehreren Jahren und hat öfter versucht, ihn dazu zu überreden, ihren Bruder A. umzubringen. R. zögerte aber lange und sie ging, wie schon anfangs erwähnt, ein intimes Verhältnis mit ihm ein, um ihn dazu zu bringen, den Bruder zu ermorden. Wie aus den Akten hervorgeht, hatte sie mit einer Reihe von verheirateten und ledigen Männern Verhältnisse. Kurze Zeit nach dem Tod des Bruder A. kam sie in Haft. Die erste psychiatrische Begutachtung vom 7. Jänner 1948 durch Dr. D. findet kein Anzeichen für das Bestehen einer Geisteskrankheit. Es heißt dort: „Die Untersuchte ist im vollen Besitz ihrer geistigen Fähigkeiten . . ., fühlt sich geistig und körperlich völlig gesund, macht keinerlei Angaben über jemals aufgetretene Erscheinungen von vorübergehenden Sinnesverwirrungen oder Sinnesverrückungen und gibt auch an, sich auf die Begebenheiten vor, zur Zeit und nach der Tat genauestens zu erinnern.“ Ein zweites Gutachten vom 11. November 1948, das Dr. P. erstattet hat, bezeichnet die Untersuchte als charakterlich defekt, in ethischen und moralischen Fragen abgestumpft und brutal. Auch dieser Begutachter findet keinen Anhaltspunkt für das Vorliegen einer Geistesstörung. Am 28. November 1948 nun, das ist ungefähr 16 Monate nach der Tat und einen Tag vor der für den 29. November anberaumten Hauptverhandlung, wurde sie in bewußtlosem Zustand wie es heißt, in das Allgemeine Krankenhaus nach Linz gebracht. Sie wurde damals von den Herren des Gerichtes bewußtlos angetroffen; man vermutete eine Vergiftung. Irgend welche nähere Details von seiten der Internisten sind leider nicht vorhanden. Sie wurde dann am 31. Dezember 1948 in die Landes-Heil- und Pflegeanstalt Niedernhart unter der Diagnose „hysterischer Dämmerzustand“ verlegt. Während ihres ersten Aufenthaltes in Niedernhart bot sie nach der Beschreibung ein identisches Bild, wie es an der Wiener Psychiatrischen Universitätsklinik jetzt beobachtet werden konnte. Vom 15. Juni bis zum 29. August 1949 war sie zur Begutachtung in einer Landes-Heil- und Pflegeanstalt in Salzburg aufgenommen. Auch dort war das Gehaben der Pat. so wie jetzt. Vom 8. November bis 29. Dezember 1949 an der Psychiatrischen Universitätsklinik Innsbruck interniert, wieder dasselbe Verhalten. Bei den Aufenthalten in diesen 3 verschiedenen geschlossenen Anstalten, die auch für die Erstattung von psychiatrischen Gutachten notwendig waren, steht immer die Differentialdiagnose zwischen Simulation und dem Vorliegen einer echten Geisteskrankheit. Das Gutachten von Dr. Sch. aus Innsbruck äußert, daß die Vorgeschichte, der bisherige Verlauf und der jetzige Zustand keine Entscheidung der Frage erlauben, ob es sich bei Johanna K. um einen mit Willen herbeigeführten Zustand oder um eine Geisteskrankheit handelt. Nach Ansicht dieses Begutachters bedarf die Untersuchte, solange dieser Zustand andauert, einer psychiatrischen Unterbringung. Nach der Untersuchung in Innsbruck kam die K. am 20. Januar 1950 neuerlich in die Landesheilanstalt Niedernhart, wo sie bis zu ihrer Verlegung an die Wiener Psychiatrische Universitätsklinik verblieb. Unter dem Datum des 30. September 1950, also aus der Zeit ihres zweiten Aufenthaltes in Niedernhart, stammt die zweite gutachtliche Äußerung von Dr. P., der die Beschuldigte als psychopathische Persönlichkeit, für die Tat verantwortlich bezeichnet und als verhandlungsfähig beurteilt.

Vom 14. Dezember 1950 bis 19. Januar 1951 war Johanna K. an der Wiener Psychiatrischen Universitätsklinik aufgenommen. Ihr Verhalten war während dieser Zeit ziemlich gleichmäßig und entsprach auch, wie schon oben angeführt, der Verhaltungsweise in den einzelnen Anstalten, in denen sie während der letzten 2 Jahre untergebracht war. Bei der ersten Untersuchung lag die Pat. ruhig in ihrer Zelle im Bett, hatte die Decke über den Kopf gezogen, reagierte nicht auf Anruf. Als versucht wird, ihr die Decke wegzunehmen, macht sie mit der Schulter eine Abwehrbewegung, setzt sich dann langsam auf und streicht sich die Haare aus dem Gesicht. Auf Orientierungsfragen entgegnet sie in gereiztem Ton: „Ich weiß das nicht, was soll ich da tun, was wollen Sie von mir, der soll kommen und mich wieder holen. Was tue ich denn da, Sie sollen mich in Ruhe lassen!“ Sie geht auf keine der gestellten Fragen ein, legt sich dann wieder nieder und vergräbt den Kopf im Polster. Am selben Tag bemerkte ein Pflegeperson unter dem Bett eine Holzlatte, an deren Enden Nägel herausstanden. Pat. erklärte auf Befragen, daß diese Platte von einer Stellage beim Klosett stamme. Warum sie die Latte abriß, war nicht aus ihr herauszukriegen. Während der folgenden Zeit lag die Pat. ständig wortlos im Bett, immer die Decke über den Kopf gezogen, veränderte diese Stellung nicht, ging aber selbst aufs Klosett. Nahrungsaufnahme gut. Kontakt war mit ihr nicht herzustellen. Wurde sie angesprochen, setzte sie sich umständlich auf, um sich dann auf die andere Seite zu legen. Ein Versuch, die Hemmung durch eine Injektion von Pentothal zu durchbrechen, mißlang; beim Einstich der Nadel begann die Pat. zu wimmern, wehrte ab und weinte dann laut. Nach Abbruch der Injektion läßt sie den Kopf nach vorn fallen und droht vom Sessel zu stürzen. Sie läßt sich aber dann langsam zu Boden gleiten und bleibt dort liegen. Auf die Frage nach ihrem Vornamen äußert sie: „Sie kennen mich ja ohnehin“, und auf die Frage, warum sie weine: „Die Hand tut mir weh, man will mich umbringen!“ Weitere Fragen werden nicht beantwortet. Das Verhalten der Pat. bleibt weiterhin dasselbe. Bei einer späteren Exploration bejaht sie durch Kopfnicken die Frage, ob sie Angst hätte. Angst hätte sie, wie erst nach mehreren Fragen herauskommt, deswegen, weil sie immer gestochen werde. Auf die Frage, was sie am liebsten möchte, sagt sie nur „fort“. Auch diesmal sind weitere Äußerungen nicht zu erzielen. Pflegepersonen gegenüber machte sie einmal die Bemerkung, daß sie sich fürchte. Am 2. Januar 1951 bedrohte sie mit einer Holzlatte, die sie losgerissen hatte, eine Schwester. Beim Versuch anderer Schwestern das Zimmer zu betreten, schwang sie die Latte drohend und rief: „Laßt mich in Ruh', bleibts draußen, wo ist die Schwarze ?!" Sie beruhigte sich aber bald und legte die Latte weg. In den folgenden 4 Tagen verweigerte sie die Nahrung und mußte künstlich genährt werden. Nur einigemale kam es vor, daß sie Urin ins Bett ließ, sonst ging sie regelmäßig, wie schon einmal erwähnt, aufs Klosett. Bei dieser Gelegenheit sei betont, daß Elektroschocks, die in der Anstalt Niedernhart durchgeführt wurden, den Zustand der Pat. nicht änderten. Weiters, daß sie in Niedernhart, nachdem sie sich durch monatelangen Aufenthalt an ihre Umgebung gewöhnt hatte, etwas aufgeschlossener wurde und sogar zu kleinen Arbeiten angehalten werden konnte.

Der körperliche Befund ergab an den inneren Organen nichts Krankhaftes; neurologisch: Hirnnerven und obere Extremitäten frei, am rechten Bein Atrophie der Streckmuskulatur des Oberschenkels, geringgradig der gesamten Unterschenkelmuskulatur. Plantar- und Dorsalflexion des Fußes etwas eingeschränkt, mit deutlich herabgesetzter Kraft, Tonus eher schlaff. Kniesehnenreflex fehlt rechts, Achillessehnenreflex beiderseits auslösbar. keine Pyramidenzeichen, keine Sensibilitätsstörung. Die rechte untere Extremität um zirka 5 cm verkürzt, beim Gehen fallweise Einknicken im Knie und geringes Nachschleifen des rechten Fußes (Zustand nach spinaler Kinderlähmung). Das Elektroenzephalogramm ergab einen normalen Befund. Am 19. Januar 1951 wurde die K., ohne daß irgend eine Änderung des psychischen Zustandes beobachtet werden konnte, in die Haft rücküberstellt.

Gutachten: Bei Begutachtung der Johanna K. muß einerseits der Geisteszustand zur Zeit der Tat und anderseits das jetzt bestehende psychische Bild beurteilt werden. Die Tat erfolgte am 2. August 1947, der jetzt noch vorhandene abnorme psychische Zustand besteht mit geringen Schwankungen seit 28. November 1948 im wesentlichen unverändert. In der Zeit zwischen diesen beiden Daten, die ungefähr 16 Monate beträgt, wurde die Beschuldigte laufend Verhören unterzogen und zweimal, am 7. Januar bzw. 11. Januar 1948, psychiatrisch untersucht. Auf Grund dieser Unterlagen, besonders aber der beiden psychiatrischen Gutachten, besteht kein Zweifel darüber, daß die K. im Jahre 1947, als das Verbrechen geschah, und auch längere Zeit während ihrer Haft im Jahre 1948 *nicht* geisteskrank war. Dies wird mit Recht in beiden Gutachten betont. Die Beschuldigte ist zu jener Zeit als gefühlskalte, intellektuell entsprechende Persönlichkeit, behaftet mit psychopathischen Zügen, aufzufassen, ohne daß aber diese Psychopathie ihrem Wert nach einer Geistesstörung im Sinne des § 2 StG. entspräche. Die Gefertigten sind damit der Ansicht, daß zur Zeit der Tat bei Johanna K. weder eine Geisteskrankheit noch eine krankhafte Störung der Geistestätigkeit oder eine Bewußtseinsstörung vorgelegen hat.

Um vieles schwieriger ist die Beurteilung des psychischen Zustandsbildes, welches die Untersuchte seit dem 28. November 1948 erkennen läßt. Dieser abnorme Zustand trat einen Tag vor der Hauptverhandlung, die für den 29. November 1948 anberaumt war, auf und besteht heute noch ziemlich gleichmäßig mit relativ geringen Schwankungen, also durch fast zweieinhalb Jahre. Während dieser Zeit war sie mehrfach in geschlossenen Anstalten interniert und wurde dreimal psychiatrisch begutachtet. Allen Begutachtern stand die Differentialdiagnose zwischen Simulation und Hysterie auf der einen, fraglicher Schizophrenie auf der andern Seite gegenüber. Das vorliegende Krankheitsbild hat am Tage vor der Hauptverhandlung mit einem Zustand rasch einsetzender Bewußtlosigkeit begonnen, über welche leider keinerlei verwertbare Unterlagen vorliegen und bei der ursächlich an eine Vergiftung gedacht wurde. Bald danach psychiatrisch untersucht, lautete die Diagnose: „Ganserscher Dämmerzustand". Dies ist ein Zustandsbild, welches in der Regel auf hysterischer Basis entsteht und nur in seltenen Fällen bei bestimmten Verlaufsformen der Schizophrenie vorkommt. Anschließend war der Zustand die ganze Zeit hindurch beherrscht von Antriebslosigkeit, Hemmung und vollständiger Ablehnung der Umgebung mit Negativismus, selten unterbrochen durch Erregungszustände. Dieses Gehaben hellte sich nur dann auf, wenn die Beschuldigte längere Zeit im selben Milieu war, wie z. B. in der Heilanstalt Niedernhart, ihre Umgebung kannte und auf weite Sicht ihr von seiten des Gerichtes oder eines fremden psychiatrischen Gutachters, von ihrem Standpunkt aus gesehen, keine Gefahr drohte. Kam eine Versetzung in eine andere Anstalt oder stand eine Begutachtung bevor, verschlechterte sich der Zustand sofort.

Wäre das Krankheitsbild nicht knapp vor der Hauptverhandlung aufgetreten, zeigte es nicht die beschriebenen Schwankungen und wäre die K. nicht eine Verbrecherin, die auf ihre Aburteilung wartet, alles Momente, die für Simulation sprechen, würde man wohl nicht zaudern, sie als geisteskrank, und zwar als Hemmungszustand bei einer schizophrenen Psychose (Katatonie), zu bezeichnen. Einige Symptome, die wie Simulation aussehen, könnten auch im Rahmen einer Katatonie erklärt werden, anderseits spräche das Fehlen von Symptomen nicht gegen eine derartige Erkrankung. Es muß bedacht werden, daß die Simulation von katatonen Zuständen im Verhältnis zur Simulation anderer Geistesstörungen relativ am leichtesten durchzuhalten ist. Wenn aber ein derartiger Zustand $2^1/_2$ Jahre hindurch aufrechterhalten werden kann, lehrt die psychiatrische Erfahrung, daß es sich nicht um eine reine Simulation handeln kann, sondern zumindest eine psychotische Komponente dazukommen muß.

Der Geisteszustand der K. ist demnach zur jetzigen Zeit ein solcher, daß wohl immer noch an eine besonders hartnäckige Simulation gedacht werden muß, aber eine Geisteskrankheit auf keinen Fall mit Sicherheit ausgeschlossen werden kann. Erst die fernere Zukunft wird gestatten, diese Frage zu klären. Die Gefertigten sind der Ansicht, daß die Untersuchte in einer geschlossenen Anstalt unter ständiger Beobachtung gehalten werden muß. Eine Änderung des Zustandes oder gar ein Abklingen desselben müßte sofort dem Gericht mitgeteilt werden, worauf eine neuerliche Untersuchung, am besten wieder durch die Gefertigten, stattfinden müßte. Dieses Gutachten müßte die Entscheidung bringen, ob die K. weiter interniert bleiben soll oder für die Tat, die zu einer Zeit erfolgte, als sie sicher nicht geisteskrank war, zur Verantwortung gezogen werden kann.

II. Gutachten der medizinischen Fakultät der Universität Wien über den Geisteszustand der Johanna K., abgefaßt am 20. November 1951. Es wurde über die Genannte bereits ein Fakultätsgutachten abgegeben. Dieses Gutachten kam zu dem Schluß, daß bei Johanna K. zur Zeit der Tat weder eine Geisteskrankheit noch eine krankhafte Störung der Geistestätigkeit oder eine Bewußtseinsstörung vorgelegen hat. Über den derzeitigen abnormen psychischen Zustand wurde geäußert, daß es sich mit einer gewissen Wahrscheinlichkeit um eine Geistesstörung aus dem Formenkreis der wahnbildenden Schizophrenie handle, wobei aber eine besonders hartnäckige Simulation nicht mit Sicherheit auszuschließen war. Aus diesem Grunde wurde geäußert, daß erst die ferne Zukunft gestatten wird, eine Differenzierung der genannten Zustände zu gestatten. Es wurde damals vorgeschlagen, die K. in einer geschlossenen Anstalt unter ständiger Beobachtung zu halten und daß bei einer Änderung oder gar einem Abklingen des abnormen geistigen Zustandes über Auftrag des Gerichtes eine neuerliche Untersuchung durch die Gefertigten stattfinden sollte. Diese neuerliche Untersuchung — als Grundlage zur Ergänzung des ersten Gutachtens — wurde nun zirka 4 Monate nach Erstattung des ersten Gutachtens vom Gericht gefordert.

Johanna K. wurde nach ihrem Aufenthalt an der Psychiatrischen Universitätsklinik Wien vom 14. Dezember 1950 bis 19. Januar 1951 an das Landesgericht I rücküberstellt. Befand sich im Gefangenenhausspital, wurde über Ansuchen dieses Spitals am 23. Juni 1951 neuerlich an die Psychiatrische Universitätsklinik Wien aufgenommen und von da am 28. Juni 1951 an die Heil- und Pflegeanstalt „Am Steinhof" überstellt. Am 6. Oktober 1951 kam sie zur neuerlichen Beobachtung vom Steinhof an die Psychiatrische Universitätsklinik Wien. Es erübrigt sich, die Vorgeschichte und den derzeitigen psychischen Zustand der Pat. genau zu beschreiben, da beides im ersten Gutachten ausführlich erfolgt ist. Der psychische Zustand hat sich seit ihrem ersten Aufenthalt im Dezember 1950 bzw. Januar 1951 an der Psychiatrischen Universitätsklinik Wien in den folgenden Monaten, wie aus eigenem Ansehen und den Berichten des Gefangenenhausspitals und der Heil- und Pflegeanstalt „Am Steinhof" hervorgeht, in keiner Weise geändert. Der abnorme psychische Zustand der Pat. hält somit jetzt schon zirka 3 Jahre an. Über seine Beurteilung sei wieder auf das erste Gutachten hingewiesen und muß aber betont werden, daß, je länger dieser Zustand anhält, um so eher die Diagnose auf eine Erkrankung aus der Gruppe der schizophrenen Geistesstörungen gestellt werden und die Annahme einer Simulation immer mehr zurücktreten muß. Johanna K. war zur Zeit ihrer Tat sicherlich nicht geisteskrank, leidet aber derzeit wahrscheinlich an einer Geisteskrankheit, derzufolge sie nicht verhandlungsfähig ist. Wegen dieser Krankheit bedarf sie unbedingt der weiteren Internierung in einer geschlossenen Anstalt. Es wäre möglich, daß der jetzt bestehende krankhafte Zustand wieder abklingt. Träte dieser Fall ein, dann müßte die K., da sie ja zur Zeit der Tat sicherlich nicht geisteskrank war, neuerlich, am besten von den Gefertigten, psychiatrisch untersucht werden, damit festgestellt werden kann, ob sie dann immer noch an eventuellen Folgen dieser Geisteskrankheit leidet oder nicht. Auf Grund dieser Untersuchung könnten dann die Referenten zur eventuellen Verhandlungsfähigkeit der Untersuchten Stellung nehmen. Die Anstalt, welche die Pat. interniert, müßte dann in bestimmten Abständen, z. B. halbjährlich, das Gericht über den Geisteszustand der Johanna K. am laufenden halten. Von einem eventuellen Abklingen der Krankheitssymptome müßten die Referenten verständigt werden.

III. Gutachten der medizinischen Fakultät der Universität Wien über den Geisteszustand der Johanna K., abgefaßt am 29. September 1952. Über die Genannte wurden von der medizinischen Fakultät der Universität Wien bereits zweimal Fakultätsgutachten erstattet. In beiden Gutachten kam die Fakultät zu dem Schluß, daß bei der Johanna K. zur Zeit der Tat weder eine Geisteskrankheit noch eine krankhafte Störung der Geistestätigkeit oder eine Bewußtseinsstörung vorgelegen hat. Bei dem jetzt bestehenden abnormen psychischen Zustand konnte die Frage, ob es sich hierbei um eine Geistesstörung aus dem Formenkreis der wahnbildenden Schizophrenie oder um eine besonders hartnäckige Simulation bei einer Psychopathin handle, differentialdiagnostisch nicht geklärt werden. Aus diesem Grunde wurde im ersten Gutachten eine weitere Beobachtung und Untersuchung der K. gefordert und, da auch beim zweitenmal eine Klärung nicht erbracht werden konnte, eine dritte Beobachtung für notwendig erachtet. Die in beiden Gutachten dargelegten differentialdiagnostischen Erwägungen, ob eine schizophrene Geistesstörung oder eine hartnäckige Simulation vorliegt, mögen jetzt nicht mehr erörtert werden, da sie in den schon vorliegenden Gutachten expliziert wurden. Es sei bloß darauf hingewiesen, daß die lange Dauer und die Hartnäckigkeit der krankhaften psychischen Symptome der K. die Fakultät aber zu dem Schluß kommen ließ, daß es sich mit größerer Wahrscheinlichkeit um eine Erkrankung aus der Gruppe der Schizophrenie als um eine reine Simulation handeln könnte, wobei diese Erkrankung während der Haft ausgebrochen sein müßte.

Die 3. Beobachtung der Johanna K. dauerte vom 12. Mai bis zum 19. August 1952, während welcher Zeit die Genannte in der Wiener Psychiatrisch-Neurologischen Universitätsklinik interniert war. Während dieser Zeit hat sich das Verhalten der Untersuchten gegenüber den früheren Beobachtungen nur in kleinen Details geändert. Die Untersuchte war weiterhin ablehnend, uninteressiert, verhielt sich teilnahmslos, beschäftigte sich gar nicht und produzierte zweimal Erregungszustände; solche waren auch während der früheren Beobachtungen aufgetreten. Erst nach längerem Aufenthalte wurde sie etwas aufgeschlossener und es bestand eine Zeit, wo die Untersuchte vorübergehend das Bild eines sogenannten GANSERschen Ausnahmezustandes mit Vorbeireden darbot. Dieser Ausnahmezustand entspricht einer hysterischen Reaktion. Er klang nach wenigen Tagen ab und die K. fiel in ihre frühere ablehnende und negativistische Haltung zurück.

Es ist nun bemerkenswert, daß das Gehaben der Untersuchten während ihres Aufenthaltes in der oberösterreichischen Landes-Heil- und Pflegeanstalt Niedernhart doch ein anderes war, als es die Beobachter aus eigenem Ansehen in der Psychiatrischen Universitätsklinik Wien betrachten konnten. Es kam in dieser Anstalt allerdings immer erst nach längerem Aufenthalt zu einer gewissen Auflockerung im Benehmen der K. Sie wurde zugänglicher, aufgeschlossener und war auch zu verschiedenen Arbeiten anzuhalten. Am deutlichsten wurde dies während ihres letzten Aufenthaltes in der genannten Anstalt, das ist vom 4. Januar bis 28. April 1952, beobachtet. Es ist dies ein Zeitabschnitt, welcher nach dem zweiten Gutachten vor der jetzigen, das ist 3. Beurteilung, ablief. Ein Bericht des Direktors der Heilanstalt Niedernhart, Primarius Dr. P., der die K. auch schon seit Jahren kennt und sie einmal begutachtet hat, lautet wie folgt (der Bericht stammt vom 8. Juli 1952): „Bei der neuerlichen Aufnahme am 4. Januar 1952 legt die K. das gleiche Verhalten an den Tag wie bei den früheren Aufnahmen. Körperlich klagte sie noch über Ischiasschmerzen. Nach einigen Tagen wurde sie zugänglich, gesprächig, fügte sich vollständig in die Abteilungsordnung, war nur zeitweise traurig verstimmt. Manchmal konnte man deutlich sehen, daß ihr ihre Lage Sorgen mache. Wenn man auf ihre Angelegenheit zu sprechen kam, oder als sie einmal erfuhr, daß in der Zeitung eine kleine Notiz über ihren Prozeß steht, wurde sie wieder verstimmt. Der Besuch ihrer Mutter und ihres Kindes erfreute sie. Sie war dabei direkt ausgelassen und lustig. Mit der Umgebung kam sie eigentlich nie in Streit, sie war immer vernünftig, teilweise ausweichend, wenn es eine kritische Lage gab.“ Diese hier von Primarius Dr. P. konzentriert zusammengefaßte Darstellung ihres Verhaltens ist in der Krankengeschichte der Heilanstalt über ihren letzten Aufenthalt detailliert dargestellt. Der körperliche Befund der Johanna K. hat sich gegenüber den früheren Untersuchungen nicht geändert. Interkurrent machte sie eine Halsentzündung durch. Ein psychologischer Befund, der bei der 3. Beobachtung das erstemal durchgeführt werden konnte, ergab in der Zusammenfassung: „Wegen deutlicher Simulationstendenzen ist die Untersuchung mit dem Progressive Matrice Test (Intelligenztest) nicht zu verwerten. Pat. scheint im allgemeinen als intellektuell unterbegabt. Im RORSCHACH-Versuch eher das Bild einer stimmungslabilen, psychopathischen Persönlichkeit, keine psychotischen Zeichen von Bedeutung.

Resümee: Wie schon in den beiden ersten gutachtlichen Äußerungen dargelegt wurde, war die Johanna K. zur Zeit der Tat sicherlich nicht geisteskrank. Das Problem war die Beurteilung des jetzt bestehenden abnormen psychischen Zustandes, welcher sich während der Haft entwickelt hat. Aus diesem Grunde wurde die laufende Internierung der K. von uns gefordert, ebenso genaue Berichte über ihr Verhalten in den Anstalten und die wiederholte Beobachtung aus eigenem Ansehen. Wie oben dargelegt, hat sich das Gehaben der K. während der 3 Aufenthalte an der Psychiatrischen Klinik nicht wesentlich geändert, bloß, daß während des letzten Aufenthaltes ein vorübergehender hysterischer Dämmerzustand bestanden hat. Dagegen war ihr Verhalten in der Landesheilanstalt N. ein ganz anderes. Man kann also jetzt den Schluß ziehen, daß ihr Gehaben weitgehend milieubedingt ist: Zu den Zeitpunkten, wo sie an der Psychiatrischen Universitätsklinik zur Beobachtung weilte und wo sie unter den Augen der Begutachter war, zeigte sie ein psychisch abwegiges Benehmen, das in der Heilanstalt N., wo die Gefahr der Begutachtung nicht über ihr schwebte, sich nach kurzer Zeit änderte und einem Gehaben Platz machte, welches keinerlei Zeichen einer Geisteskrankheit erkennen ließ. Aus diesem Grund ist anzunehmen, daß bei der Johanna K. derzeit keine Geistesstörung im Sinne des § 2 StG. vorliegt, sondern daß es sich bei ihr um eine psychopathische Persönlichkeit mit Neigung zu hysterischen Reaktionen handelt, welche über das hinaus eine besonders hartnäckige Simulantin ist. Es ist zu erwarten, daß die K. immer wieder, wenn sie wegen ihres Verbrechens zur Verantwortung gezogen werden soll, also wenn sie vor Gericht kommt, in denselben Zustand verfallen wird, wie sie ihn den Beobachtern bereits dreimal demonstriert hat. Es ist daher auch mit großer Wahrscheinlichkeit zu erwarten, daß bei einer eventuellen Gerichtsverhandlung sie sehr schwer zu Äußerungen gebracht werden wird. Da dies aber nicht mit Sicherheit vorausgesagt werden kann, ist die Fakultät der Meinung, daß betreffs der Verhandlungsfähigkeit ein Versuch unternommen werden sollte, welchem ein Psychiater, der die K. kennt, zugezogen werden soll.

Bei der Johanna K. lagen fünf psychiatrische Gutachten vor, von denen zwei erstattet wurden, bevor die Untersuchte Zeichen einer Geistesstörung erkennen ließ. Sie wurden im Januar bzw. November 1948 abgefaßt und bezeichneten die K. als intellektuell entsprechende, gefühlskalte Psychopathin. Am 28. November 1948 nun, dem Tag vor der Hauptverhandlung, entwickelte sich bei ihr ein psychisch abnormes Zustandsbild, welches — oben genau beschrieben — in der Folgezeit diagnostisch zwischen einer schizophrenen Psychose auf der einen und einer hysterischen Geistesstörung bzw. Simulation einer Geisteskrankheit auf der andern Seite schwanken ließ. Erst nach dreimaliger, zuletzt monatelang dauernder eigener Beobachtung und in Kenntnis des Beobachtungsergebnisses eines mehrere Jahre lang dauernden Aufenthaltes in geschlossenen Anstalten, war es möglich zu einem diagnostischen Schluß zu kommen. *Die Klärung der Diagnose*, daß die K. nicht schizophren sei, sondern eine Psychose simuliert hatte, *gelang erst nach 4 Jahren*, wobei noch im zweiten Gutachten vom 20. November 1951 eher an das Vorliegen eines schizophrenen Prozesses gedacht worden war.

Fall 6. Der Karl P., 47 Jahre alt, Landarbeiter, hat am 27. Februar 1949 vormittags den damals $2^1/_4$ Jahre alten Alfred W. seiner Mutter entführt und ihn, nachdem er ihm vorher Schlafmittel eingegeben hat, durch Schläge mit einem Holzknüppel auf den Kopf bzw. durch einen Stich mit einem Stilett in das Herz getötet. Das Kind wurde am 7. März 1949 von einem Förster im Wald in einer Höhle tot aufgefunden. P., der noch am selben Tag verhaftet wurde — die Tat fand in Tirol statt — gestand nach anfänglichem Leugnen und nach verschiedenen Ausflüchten die Tat ein.

Das Fakultätsgutachten wird aus folgenden Gründen gefordert: P. wurde in einem Gutachten des Dr. Sch. am 9. April 1949 als geisteskrank bezeichnet. Der Begutachter meinte, daß P. ein Fall sei, welcher in das Gebiet der paranoischen Reaktionen und Entwicklungen gehöre und daß er zur Zeit der Tat an einer Sinnesverwirrung gelitten habe, wie sie das Gesetz meint. Der Begutachter verlangte, daß der Untersuchte, da er an einer gemeingefährlichen Geisteskrankheit leide, in einer Anstalt interniert würde. Der Ansicht des Gutachtens Dr. Sch. schloß sich das Gericht an und P. wurde in die Landes-Heil- und Pflegeanstalt Solbad Hall in Tirol eingewiesen, in welcher er, abgesehen von kurzen Unterbrechungen, bis zu seiner Überstellung an die Psychiatrische Universitätsklinik Wien am 22. Mai 1956 verblieb. Im Jahre 1952 nun wurde P. vorübergehend vom 25. November bis 9. Dezember auf die Psychiatrische Universitätsklinik Innsbruck gebracht und von dieser Klinik dem Landesgericht Innsbruck vorgeschlagen, daß eine neuerliche Überprüfung des Geisteszustandes des Untersuchten angezeigt wäre, da sich eine Reihe von Ereignissen ergeben hatten, welche Zweifel an der Richtigkeit des seinerzeitigen Gutachtens, das zur Exkulpierung des P. geführt hatte, aufkommen ließen. Es wurde in diesem Schreiben der Innsbrucker Klinik der Vorschlag gemacht, ein Fakultätsgutachten einzuholen, wobei wegen Befangenheit der Innsbrucker Klinik die Übertragung des Falles nach Graz oder Wien vorgeschlagen wurde. Dr. Sch., welcher die Heil- und Pflegeanstalt in Hall in Tirol leitet, schlug im Oktober 1955 ebenfalls vor, den Geisteszustand des P. neuerdings überprüfen zu lassen, da auch er an der Richtigkeit seines seinerzeitigen Gutachtens Zweifel hege und, wie er mitteilt, die von ihm gestellte Diagnose Schizophrenie bei P. auf Grund dessen weiterer Beobachtung nicht mehr aufrechterhalten könne.

Karl P. war zur Beobachtung vom 17. April bis 22. Mai 1956 an der Wiener Psychiatrischen Universitätsklinik aufgenommen, welche Beobachtung die Grundlage für das zu erstattende Fakultätsgutachten über seinen Geisteszustand ergeben sollte. Der Pat. war während der ganzen Zeit seines Aufenthaltes an der Klinik zeitlich und örtlich sowie zur Person voll orientiert, bei klarem Bewußtsein, im Gedankenablauf im wesentlichen geordnet. Er erzählte weitschweifig, ohne aber vom Thema bemerkenswert abzukommen. Stimmungslage im allgemeinen ausgeglichen, fallweise leicht depressiv,

Gedächtnis und Merkfähigkeit erhalten, situativ angepaßt. Bei Besprechung der einzelnen Punkte seines Lebenslaufes blieb er im wesentlichen ruhig, nur wenn die Sprache auf die Verletzung seines Geschlechtsteiles bzw. auf den Mord kam, wurde er erregt.

Sein Vater sei Bauer in K. in der Steiermark gewesen, er selbst sei der Zweitjüngste von 8 Geschwistern, 3 weitere seien sehr jung gestorben. Zwischen seinen Eltern habe dauernd Streit bestanden, bei welchen Streitigkeiten er selbst häufig Zeuge gewesen wäre. Der Vater hätte schließlich seine Wirtschaft verkauft und sei in die Fabrik arbeiten gegangen; die Ehe der Eltern wäre getrennt worden. Die Mutter habe in K. eine Stelle angenommen und 3 Kinder, darunter ihn, versorgen müssen. Schon in seinem 7. Lebensjahr gab ihn seine Mutter wegen der schlechten finanziellen Situation zu einem Bauern, bei welchem er habe viel arbeiten müssen, aber wenig zu essen und viel Schläge bekommen habe. Er wurde von dem Bauern auch gehindert, in die Schule zu gehen. Im Alter von 14 Jahren verließ er diesen und übersiedelte nach Wien; er konnte damals noch nicht lesen und schreiben. Dies wurde ihm in Wien von seiner älteren Schwester beigebracht, die ihn auch betreut hätte. Er wurde dann Lehrling in einer Maschinenfabrik und wohnte in einem Lehrlingsheim. Da er bildungsmäßig sehr zurückgeblieben war, wurde er von seinen Kollegen in Wien immer verlacht und schikaniert und auch seine Schwester habe sich für ihn geschämt. Aus diesen Gründen hätte er seine Lehrzeit nicht beendet und sei mit 16 Jahren in die Schweiz auf ein Gut gekommen, wo er 1 Jahr lang arbeitete. Anschließend ging er nach Tirol, um sich dort als Melker bzw. Senner und Knecht zu verdingen. 1933 hätte er sich auf einem Gut in K. das erstemal verliebt und es sei auch einigemal zu einem Geschlechtsverkehr gekommen, allerdings nicht zu oft, da er Angst vor einem ledigen Kind gehabt habe. Eines Tages habe er, auf einem Brett sitzend, mit dem Stemmeisen gearbeitet — plötzlich habe ihn ein Kind gerufen. Er habe deswegen weggeschaut und sich mit dem Stemmeisen in das männliche Glied gehackt. Es wäre damals sicher besser gewesen, ruhig zu bleiben und einen Arzt herbeizurufen. Er habe sich aber geschämt. Die heftig blutende Wunde habe er mit einem Taschentuch verbunden und sei mit einem Fahrrad in die chirurgische Klinik nach Innsbruck gefahren, wo man ihn genäht und ein Stück des Gliedes habe amputieren müssen. Auf den Vorhalt, daß er, wie aus den Krankengeschichten der Innsbrucker Universitätsklinik für Neurologie und Psychiatrie bzw. dem Gutachten des Dr. Sch. hervorgeht, zugegeben habe, sich selbst das Glied abgeschlagen zu haben, wird der Untersuchte sehr erregt und bestreitet strikt, dies getan zu haben und behauptet, die genannten Angaben seien falsch oder mißverstanden worden. Auf den weiteren Vorhalt, daß er als Begründung der Verletzung angegeben habe, er hätte sich deswegen das Glied abgehackt, weil er einen so starken Geschlechtstrieb gehabt hätte, so daß er von seiner Umwelt verlacht worden wäre, bezeichnete er diese Begründung als vollkommen abwegig und nie von ihm ausgesprochen. In der weiteren Beschreibung seines Lebenslaufes erzählt P., er hätte seit dieser Verletzung nie mehr Geschlechtsverkehr gehabt, die Mädchen hätten ihn verlacht und immer gleich weggeschickt. Dies sei das große Unglück seines Lebens gewesen. Bis 1938 habe er bei Bauern gearbeitet und sei dann als Monteur in Innsbruck tätig gewesen. Als Grund seines Dienstwechsels gibt er an, daß er an seinem letzten Dienstplatz ein Mädchen mit einem ledigen Kind gerne geheiratet hätte, daß sie ihn aber abwies. Er hätte diese Frau schon des Kindes wegen heiraten wollen, da er immer ein großer Kinderfreund gewesen wäre, bei den Bauern immer auf die Kinder aufgepaßt und sich mit ihnen mehr beschäftigt hätte als deren eigene Eltern. 1941 eingerückt, ging er 1943 freiwillig zu den Fallschirmjägern, da er, wie er angibt, nie Angst vor einer Gefahr gehabt, sondern im Gegenteil diese Gefahr sogar gesucht hätte. Als Fallschirmjäger bekam er das EK. I und II, da er 6 Einsatzsprünge hinter sich gebracht hatte. Auf diese Auszeichnungen hätte er keinen Wert gelegt und sie nur im Brotbeutel getragen. Schließlich kam er in Holland in englische Kriegsgefangenschaft; aus welcher er nach 4 Monaten flüchtete. In Deutschland hätte er sich als Halbjude ausgegeben. Im August 1945 wäre er nach Österreich zurückgekehrt. Er versuchte dann wieder in der Landwirtschaft unterzukommen, was ihm aber anfangs nicht gelang, da er als Nazi verschrien war. Auch in den folgenden Jahren hätte er sich sehr gerne mit kleinen Kindern beschäftigt, die er, da er von der Besatzungsmacht Kaugummi erhalten hatte, immer durch diesen an sich heranlockte. Die Kinder wären deswegen den ganzen Tag um ihn herum gewesen, was aber von den Bauern der Umgebung nicht geduldet wurde. Nachdem er wieder einige Posten gewechselt hätte, sei er 1947 bei einem ehemaligen Bekannten in W. als Melker aufgenommen und dann auf der Wirtschaft eines gewissen Franz M. als Traktorführer und für andere Tätigkeiten beschäftigt gewesen. Die Wirtschaft auf diesem Hof habe die 25jährige Schwester des Bauern namens St. geführt, die ein 2jähriges lediges Kind, einen Buben, gehabt habe. In dieses Mädchen habe er sich verliebt und da sie, wie er meint, kein besonderes Interesse am Geschlechtsverkehr gehabt habe, beschlossen sie zu heiraten. Sie hätte wohl nach seiner Meinung daneben einen anderen Liebhaber gehabt, der ihm aber sympathisch war, weshalb ihn diese Situation des Dreiecks nicht gestört habe. Er sei öfters mit dem Mädchen und dem Kind Arm in Arm im Bett gelegen, natürlich ohne sexuelle Betätigung und hätte das Gefühl gehabt, das Kind sei sein eigenes. Als der Bauer das Verhältnis zwischen ihm und dem Mädchen bemerkt habe, hätte er ihn ohne Angabe des Grundes entlassen. Er sei aber trotzdem immer wieder zu dem Mädchen zurückgekehrt, bis ihm der Bauer das Haus verbot. Eines Tages sagte ihm die St., es könne so nicht mehr weitergehen und sie wolle das Kind in Pflege geben und selbst Kellnerin werden. Er sei deshalb sehr verzweifelt gewesen, habe sie zuerst überreden wollen, bei ihm zu bleiben, habe dann aber gebeten, wenigstens den kleinen Fredi ihm zu überlassen. Aber auch dies habe sie abgelehnt. An einem Sonntag, dem 27. Februar 1949, hätten ihn, wie er sagt, die Nerven verlassen und er habe beschlossen, dem Kind die Trennung zu ersparen. Er sei unter Zustimmung der Mutter mit dem Kind im Wald spazierengegangen und habe ihm vorher $^3/_4$ eines Glasröhrchens Veronaltabletten in Milch eingegeben in der Absicht, dem Kind jeden Schmerz und jede Angst zu ersparen, da er Kindern gegenüber immer sehr zartfühlend gewesen wäre. Er habe die Absicht gehabt, sich mit dem Kind tief in den Wald zu begeben, dort den Tod des Kindes abzuwarten und selbst so lange versteckt zu bleiben, bis er verhungert sei. Da sich das Kind trotz der Vergiftung noch hie und da bewegt habe, hätte er es mit einem Holzknüppel so lange auf den Kopf geschlagen, bis Blut aus Mund und Ohren gekommen sei. Da es auch dann noch nicht tot war, hätte er es mit einem Stilett, das er immer bei sich hatte, ins Herz gestochen. Bis hieher hätte er planmäßig gehandelt und jederzeit gewußt, was er tue. Unmittelbar nach dem Tod des Kindes aber sei er ganz von Sinnen zirka 5 Kilometer den Berg hinaufgelaufen, bis er eine Höhle gefunden habe, in welcher er sich mit der Leiche des Kindes versteckte. Er habe noch einige Heiligenbilder auf den Leichnam des Kindes gelegt, die seine letzten Papiere gewesen wären, alles andere, das heißt seine ganzen Personaldokumente, habe er vorher vernichtet. Ohne Nahrung und trotz der großen Kälte und des starken Schneefalles sei er 8 Tage in der Höhle geblieben. Auf Wassersuche hätte er eine Fuchsspur entdeckt, wobei ihm der schreckliche Gedanke kam, der Fuchs könnte den Leichnam des Kindes annagen. Deswegen habe er versucht, einen Sarg für das Kind aufzutreiben. Aus diesem Grunde sei er zu dem Bauern gegangen, bei dem der Kindesvater arbeitete und habe dort einen Sarg bestellen wollen. Zur Höhle zurückgekehrt, sei er kurz darauf von Suchhunden der Polizei entdeckt worden. Der Aufenthalt im Gericht sei nur kurz gewesen, da man ihn, weil Fluchtgefahr nicht vorlag, in einem Ziegelwerk zur Arbeit einteilte. Damals habe es noch die Todesstrafe in Österreich gegeben. Weil er sich nicht öffentlich habe hängen lassen wollen, habe er immer eine Rasierklinge bei sich getragen, um sich im gegebenen Fall vorher umzubringen. Er habe einem Arzt, der Mithäftling war, von dieser Absicht erzählt und dieser hätte ihn eingehend informiert, wie man sich bei einer psychiatrischen Untersuchung verhalten solle, um für blöd gehalten zu werden. Der Arzt habe ihm gesagt, es liege keinesfalls ein Lustmord vor, es könne nur ein Mord im Affekt gewesen sein und in einem Narrenhaus sei es immerhin besser als in einem Gefängnis. Dieser Arzt hätte dann dem Gefängnisarzt von der Selbstmordabsicht des P. Mitteilung gemacht, weswegen man ihn in die Heil- und Pflegeanstalt nach Solbad Hall in Tirol überstellte. Von dort habe er 2 Fluchtversuche unternommen. Beim erstenmal, er glaube es sei 1952 gewesen, habe er 8 Tage lang im Pinzgau bei einem Bauern gearbeitet. Er habe sich dann an einen zirka 8jährigen Hüterbuben herangemacht in der Absicht, ihn über eventuelle Polizeifahndungen auszuhorchen. Dieser Bub lief aber, als er ihn fragte, ob er etwas über einen Kindesmörder gehört hätte, voll Angst davon. Kurz darauf wurde er wieder verhaftet. Bei einem zweiten Fluchtversuch aus der Anstalt Hall sei er nur bis zur Bahnstation gekommen. Seither sei er in der Anstalt ohne wesentliche Anstände verblieben. Er meint, er wolle lieber lebenslänglich in einem Zuchthaus eingesperrt sein, als dauernd als Narr bezeichnet werden. Er weist darauf hin, daß er den Mord absolut vorsätzlich begangen habe, was bei seiner eventuellen Verurteilung berücksichtigt werden müßte.

Über sein Verhältnis Kindern gegenüber berichtet der Untersuchte, daß er immer schon Kinder sehr gerne gehabt habe. Es wäre ständig sein größter Wunsch gewesen, eigene Kinder zu haben, was ihm aber versagt geblieben wäre. Er müsse allerdings zugeben, daß er, besonders vor dem Unfall, durch den Anblick kleiner Mädchen sexuell stark erregt worden wäre. Trotz dieser starken Erregung habe er aber nie etwas Unerlaubtes getan, da er nicht als ein wegen Unzucht Verurteilter in der Zeitung stehen wollte und Rücksicht auf seine Familie zu nehmen hatte. Er habe unter seinem Geschlechtstrieb sehr zu leiden gehabt, zeitweise Selbstbefriedigung getrieben. Weil ihm das alles nicht ganz normal vorgekommen sei, wäre er einmal vor der Amputation des Gliedes bei einem Arzt gewesen und habe diesen wegen seiner sexuellen Erregung beim Anblick kleiner Mädchen befragt. Der Arzt habe ihm zu häufigerem Geschlechtsverkehr geraten und ansonsten die Angelegenheit bagatellisiert. Mehr als einmal sei er von Mädchen im Alter von 12 bis 13 Jahren zum Geschlechtsverkehr direkt aufgefordert worden, einmal habe sich eine 13jährige vor ihm ausgezogen, ohne daß es zu einem Geschlechtsakt gekommen wäre. Er hätte ihr nur gezeigt, wie so etwas vor sich gehe. Für Buben habe er nie etwas übrig gehabt. Homosexuelle Praktiken hätte er immer sehr verabscheut. Zu dem ermordeten Kind hätte er ausschließlich väterliche Gefühle gehabt. Irgendwelche Sinnestäuschungen, Veränderungsgefühle oder Denkstörungen werden vom Pat. strikt negiert. Er träume zwar sehr viel, von irgendwelchen halluzinatorischen Erlebnissen ist aber nichts zu erfahren. In Hall sei ihm einmal seine Mutter im Traum erschienen und habe gesagt: „7 Jahre". Der Traum habe sich jetzt erfüllt: vor 7 Jahren sei er in die Irrenanstalt eingewiesen worden. Von familiärer Belastung mit irgendwelchen Nervenkrankheiten ist dem Pat. nichts bekannt. Er selbst war körperlich, bis auf rheumatische Beschwerden seit 1946 und der schon mehrmals erwähnten Amputation des Penis im Jahre 1932, immer gesund. Nikotinverbrauch 3 bis 4 Zigaretten im Tag, Alkohol selten, wenn, dann Bier in mäßigen Mengen. Er sei in seinem Leben nur zweimal betrunken gewesen. Venerische Erkrankungen werden negiert. Der körperliche — insbesondere der neurologische Befund ist normal, wenn von der Verstümmelung des Gliedes und von einer leichten Schwerhörigkeit abgesehen wird. Der Hörbefund ergibt einen Zustand nach Antrotomie links, beiderseits Trommelfell o. B., Hörvermögen grob normal, keine vestibulären Reizsymptome. Wassermann im Blut negativ. Die psychologische Untersuchung ergibt in ihrer Zusammenfassung: Intellektueller Unterdurchschnitt, im RORSCHACH-Versuch Hinweise auf eine stimmungslabile Persönlichkeit mit psychopathischen Zügen. Projektion aggressiver Persönlichkeitszüge, betont sadistische Züge im SZONDI-Versuch. Keine schizophrenen Zeichen, Stimmungslage leicht depressiv.

Zur Charakterisierung des P. ist es nötig, noch einige Angaben der Krankengeschichten der Psychiatrischen Universitätsklinik Innsbruck bzw. der Heil- und Pflegeanstalt Solbad Hall und einige Zitate aus dem seinerzeitigen Gutachten von Dr. Sch. anzuführen. Die erste Aufnahme in die Innsbrucker Nervenklinik am 13. April 1932 erfolgte wegen der Amputation des Penis. P. wurde damals von der Chirurgischen Universitätsklinik überstellt. Obwohl nach seinen Angaben die Verletzung laut Krankengeschichte als Unfall dargestellt worden war, wurde schon damals angenommen, daß es sich wahrscheinlich um eine Selbstverstümmelung gehandelt hatte. Die Entlassungsdiagnose im Jahre 1932 war: „Amputatio penis, zunächst als Unfall dargestellt, konstitutionelle psychopathische Artung. Sexuelle Übererregbarkeit als Grundlage der Selbstverstümmelung." Es sei betont, daß P. damals so wie jetzt die Selbstverstümmelung strikt ablehnte. Die zweite Aufnahme an die Innsbrucker Klinik erfolgte wieder nach einer Transferierung von der Chirurgischen Klinik. Auf diese war er zum Zweck einer Krampfaderoperation aufgenommen worden und hatte dort mehrmals gedroht, wenn man seinem Wunsche, ihn zu kastrieren, nicht nachkäme, dies selbst zu tun. Zu dieser Zeit fand schon an der Nervenklinik eine weitere Selbstbeschädigung statt, als er sich eine Krampfader mit einem Stück Draht öffnen wollte, um sich dadurch eine Blutvergiftung zuzuziehen. Während dieses zweiten Aufenthaltes gab P. nun zu, daß er sich die Verletzung des Gliedes selbst zugefügt hätte; der Grund wäre gewesen, daß er sich schon von frühester Kindheit an immer Gedanken über das andere Geschlecht gemacht habe. Schon als 6jähriger Bub hätte er sich vorgestellt, wie es sein würde, wenn er ein Mädchen besäße. Diese Leidenschaftlichkeit hätte er von seinem Vater geerbt. Wenn er ein Kind nur auf die Knie genommen habe, sei es gleich zu einer Erektion gekommen. Zeitweise habe er überhaupt niemandem die Hand geben dürfen, weil er sonst geschlechtlich erregt worden wäre. Er hätte als junger Bursche sehr viel Sexualverkehr gehabt und sich häufig selbst befriedigt. Das alles habe ihm viel Kopfzerbrechen gemacht und er habe einmal bei einem Dichter gelesen, man solle seine Kraft für später sparen. So habe er sich im Frühjahr 1931 durch die Verstümmelung selbst helfen wollen. Seit dieser Zeit sei es wohl etwas besser, er sei aber immer noch ein feuriger Choleriker, wie die Astrologen es ausdrücken und er habe geglaubt, durch eine Kastration endlich Ruhe zu bekommen. Da man ihm aber sagte, er würde durch eine solche Operation seine Kraft verlieren, eine Fistelstimme bekommen und wie eine Frau ausschauen, werde er sich das doch noch überlegen. Er würde sehr gerne sterben, denn um einen solchen Menschen wie ihn sei nicht schade und das Aufritzen der Krampfadern wäre eigentlich eine herrliche Todesart. Bei einer späteren Exploration, die sich auf sein Verhältnis zu den Kindern bezog, erzählte P., daß er einmal, angeblich im Februar 1933, als er wegen einer Ohroperation im Spital lag, sich dadurch den Zustand verschlechtern wollte, daß er sich Eiswasser ins kranke Ohr tropfte. Als Grund hierfür die Angabe, er wolle länger im Spital bleiben, um ein krankes Kind noch länger pflegen zu können. Er sei so weichherzig, könne niemanden leiden sehen und müsse helfen wo er könne. Ähnliche Angaben betreffs seiner Selbstverstümmelung machte er auch 1949 Dr. Sch. gegenüber und begründete die Amputation damals auch damit, daß er sich den Penis abgeschnitten habe, weil er sich von übermäßigem Geschlechtstrieb befreien wollte. Von Interesse sind weiters die Angaben, die der Untersuchte am 29. November 1952 anläßlich einer Narkoanalyse an der Innsbrucker Psychiatrischen Klinik gemacht hat. In dieser sprach er zuerst bezüglich der Verstümmelung wieder von einem Unfall, dann aber gab er die Selbstverstümmelung zu. Während des Aufenthaltes des P. an der Anstalt Solbad Hall in Tirol kamen 2 Entweichungsreaktionen vor, welche oben schon erwähnt sind. Irgendwelche Sinnestäuschungen, Wahnideen oder andere Symptome, die mit Sicherheit auf eine Geisteserkrankung hinweisen würden, sind in der Krankengeschichte dieser Anstalt nicht vermerkt und wurden, wie eine persönliche Aussprache mit dem Leiter dieser Anstalt ergab, nicht beobachtet.

Gutachten: Die bisherigen Ausführungen zeigen, daß bei P. auf sexuellem Gebiet eine Reihe von Momenten vorliegen, die als abnorm angesprochen werden müssen. Auf der einen Seite schon in früher Jugend eine sehr stark geschlechtliche Übererregbarkeit, welche sich im Bereich der sexuellen Phantasie und der sexuellen Handlungen manifestierte; anderseits zeigte P. in späteren Jahren eine perverse Verhaltensweise, indem er beim Umgang mit Kindern weiblichen und männlichen Geschlechts sexuelle Erregung verspürte und darum den Umgang mit Kindern suchte. Die seinerzeitige sexuelle Übererregbarkeit gibt er zu, die Perversion dagegen bestreitet er und will für die Kinder nur väterliche Gefühle empfinden. Zu diesen beiden Abartigkeiten kommt noch ein Ereignis dazu, welches die Geschlechtsorgane direkt betrifft, nämlich die schwere Verletzung des Penis, die sich P. im Alter von 24 Jahren zugezogen hat. Es ist wohl nicht erwiesen, aber sehr wahrscheinlich, daß er sich diese Verletzung mit Absicht zugefügt hat. Seine Angaben darüber schwanken sehr: Gleich nach der Verletzung und auch jetzt bestritt bzw. bestreitet er die Selbstverstümmelung kategorisch; in der Zwischenzeit gab er aber einige Male zu, sich das männliche Glied selbst abgehackt zu haben, um sich von seinem starken Sexualtrieb zu befreien. Jedenfalls war er seit dieser Verletzung zu einem normalen Geschlechtsakt nicht mehr fähig, ein Umstand, der sicher mit ein Grund in der Entwicklung seiner späteren Perversion war.

Soll nun bei dieser sexuell abwegigen Persönlichkeit die strafrechtliche Verantwortlichkeit beurteilt werden, ist zu entscheiden, ob diese Abwegigkeit Symptom bzw. Ausdruck einer Geisteskrankheit ist oder ob eine solche nicht vorliegt. Sexuelle Übererregbarkeit kann z. B. im Rahmen einer Manie, Perversionen, wie sie P. zeigt, können bei Geistesstörungen des Greisenalters, in seltenen Fällen bei Schizophrenen auftreten, aber sich auch, und das ist das viel häufigere Vorkommen derartiger Störungen, bei psychopathischen und ethisch defekten Personen manifestieren. Dr. Sch., der den P. 1949 begutachtete und für geisteskrank befand, betont in seinem Gutachten ausdrücklich, daß die Beurteilung sich fast ausschließlich auf dessen eigene Angaben stütze, wozu natürlich die psychiatrische Untersuchung und die Kenntnis vom Inhalt des Strafaktes kamen. Jetzt stehen dem Begutachter neben der 5 Wochen dauernden Beobachtung des P. durch eigenes Ansehen die Unterlagen einer über 6jährigen Beobachtung in der Irrenanstalt von Solbad Hall zur Verfügung, welche Unterlagen durch Gespräche mit dem Leiter dieser Anstalt, der zufälligerweise mit dem Erstbegutachter identisch ist, ergänzt wurden. Diese von Fachärzten durch Jahre erfolgte Begutachtung erleichtert die Beurteilung des Geisteszustandes des P. eminent gegenüber den sehr schwierigen Verhältnissen im Jahre 1949. Es hat sich nämlich gezeigt, daß in all den Jahren niemals ein Zeichen von Geisteskrankheit bei dem Internierten bemerkt wurde, insbesondere nicht in der Richtung der seinerzeit angenommenen paranoischen Entwicklung. Damit sind durch die Beobachtung, also der naturwissenschaftlich verläßlichsten Methode, alle Kombinationen oder bloß logischen Schlußfolgerungen über die Diagnose hinfällig. Es steht vielmehr fest, daß P. zumindest seit dem 14. Juli 1949, dem Tag seiner Aufnahme in der Haller Anstalt, nicht geisteskrank war.

Das einzige Ereignis im früheren Leben des Untersuchten, das Ausdruck einer Geisteskrankheit sein könnte, ist die allerdings nicht mit Sicherheit als solche erwiesene Selbstverstümmelung am Geschlechtsorgan. Nun kann aber aus einer solchen Handlung allein niemals die Diagnose einer Geisteskrankheit im forensischen Sinn gestellt werden, wenn nicht andere Symptome einer solchen Erkrankung vorliegen. Dies um so weniger dann, wenn die zitierte Handlung auch außerhalb einer Psychose sich manifestieren kann. Wie allgemein bekannt, kommen derartige Selbstbeschädigungen, die von Tätowierungen am einen Ende bis zu schweren Verletzungen am andern Ende der Skala reichen, bei wohl psychopathischen, aber nicht geisteskranken Personen gar nicht selten vor. Die angenommene Selbstverstümmelung erfolgte 1932, der Mord an dem kleinen Alfred 1949 und die Beobachtung des Mörders in einer geschlossenen Anstalt vom Juli 1949 bis heute. Wäre die erste Handlung Ausdruck einer Geisteskrankheit gewesen, hätten in den ihr folgenden 24 Jahren unbedingt andere Symptome einer solchen Erscheinung treten müssen. Die Tat selbst erfolgte weder als Ausfluß einer geistigen Erkrankung, etwa einer Wahnidee, einer Sinnestäuschung, oder in Konsequenz einer krankhaften psychotischen Entwicklung, noch war der Mörder zur Tatzeit außer der den Umständen entsprechenden affektiven Erregung, auch nicht vorübergehend, geistesgestört. Die Angaben des Strafaktes und die Aussagen des Untersuchten gestatten diese diagnostischen Schlüsse. *Das Resümee über den Geisteszustand* des Karl P. ist folgendes: Er ist eine ethisch defekte, auf sexuellem Gebiet abwegige, psychopathische Persönlichkeit, nicht aber geisteskrank und war es auch nicht zur Zeit der Tat.

Auch bei diesem — so wie in Fall 4 — dauerte es mehrere Jahre, bis die Diagnose eindeutig geklärt werden konnte. Karl P. wurde im April 1942, das ist 2 Monate nach seiner Tat, als Paranoiker diagnostiziert, an welcher Diagnose das erstemal im Jahre 1952 Zweifel aufkamen und die erst 1956, also nach 7jähriger Beobachtung, fallen gelassen werden konnten. Die vom Erstbegutachter angenommene Diagnose hat viel für sich, vor allem, wenn man die schwere Selbstverstümmelung im Jahre 1933 berücksichtigt. Sie konnte nur durch ständige Beobachtung der Verhaltensweise des Verbrechers in der geschlossenen Anstalt revidiert werden, welcher, was als besonderer Glücksfall bezeichnet werden muß, der Erstbegutachter vorsteht; vor allem infolge dieses Umstandes blieb das Interesse an dem Fall wach und war die Beobachtung um so intensiver. Es mag für Juristen unverständlich sein, daß in den Fällen Johanna K. und Karl P. es 4 bzw. 7 Jahre dauerte, bis eine endgültige Diagnose erstellbar war. Aus diesem Grunde erscheinen die beiden Fälle besonders lehrreich und unterstreichen die Schwierigkeit und Verantwortlichkeit der forensisch-psychiatrischen Diagnostik.

Der folgende *Fall 7*, der von H. Lenz vor kurzem ausführlich mitgeteilt wurde, sei nur kurz dargestellt. Der Pat. wurde von uns nicht untersucht: es genügte zur Beurteilung seines Geisteszustandes das vorliegende Aktenmaterial und das ausführliche Gutachten des Erstbegutachters.

Der 1930 geborene Mörder, der 7 Geschwister hat, wurde das erstemal mit ungefähr 18 Jahren psychisch auffällig. Damals als Bäckergeselle tätig meinte er, daß ein anderer Geselle ihn beim Meister anschwärze, über ihn Bemerkungen mache, welche Umstände ihn verleiteten, diesen Mitgesellen zu attackieren. Wegen eines schweren Erregungszustandes kam er 1951 das erstemal in eine geschlossene Anstalt, wo er sich für Christus oder den Herrgott selber hielt, lebhaft halluzinierte und immer wieder stärkste Aggressionen zeigte. E-Schocks führten zu einer geringen Beruhigung. Ende 1952 aus der Anstalt entlassen, mußte er nach 3 Wochen neuerlich aufgenommen werden, wieder wegen schwerster Erregungszustände, und blieb 5 Monate in der Irrenanstalt. Ein zweitesmal entlassen, wurde er 6 Wochen später, bereits wegen Schizophrenie voll entmündigt, wieder in dieselbe Anstalt gebracht. Wegen der ständigen Erregung, die sich immer häufiger zu tobsüchtiger Entladung steigerte, wurde der Pat. 1953 beidseitig leukotomiert. Danach war er, nach Hause entlassen, 2 Jahre in seiner Aggressivität wesentlich gemildert. Auch seine sexuelle Übererregbarkeit, unter der er vor der Operation viel zu leiden hatte, war in der ersten postoperativen Phase gebessert. Bald aber trat sie wieder in den Vordergrund: Er onanierte hemmungslos, befriedigte sich sexuell mit dem Haushund, getraute sich aber nicht an Frauen heran. Im November 1955 nun näherte er sich einem 10jährigen Mädchen, lockte es in den Wald und wollte es vergewaltigen. Das gelang aber wegen der Kleinheit des Genitales nicht. Damit ihn das Kind nicht verrate, strangulierte er es mit einer Schnur und versteckte den Leichnam im Wald. Als die kleine Leiche gefunden und er als Täter verdächtigt wurde, gab er die Tat offen zu und äußerte, er würde eine ähnliche Handlung auch in Zukunft wieder begehen. Diese letztere Äußerung war es wohl, die das Gericht veranlaßte, über Beschluß der Ratskammer ein Fakultätsgutachten anzufordern. Obwohl der Erstbegutachter klar und eindeutig den Täter als schizophren erkannt und beurteilt hatte, schien es dem Gericht nicht verständlich, daß jemand, der eine solche Äußerung getan hatte, geisteskrank wäre.

Der zitierte Fall zeigt, daß es, wenn entsprechende Unterlagen vorhanden sind, für die Erstellung eines Gutachtens nicht immer nötig ist, den Pat. persönlich zu untersuchen. Er ist weiters — wie Lenz nachwies — der erste zum Mörder gewordene Leukotomierte. Es wäre auch in diesem Rahmen interessant zu untersuchen, wie weit die Leukotomie die sexuelle Enthemmung begünstigt und Kriminelle durch eine solche Operation beeinflußbar sind. Lenz steht diesem Problem mit Recht eher skeptisch gegenüber, wobei er auch auf die Arbeiten von Ebbe und Linnemann bzw. Bachet hinweist.

Bei den in Tabelle 1 zusammengefaßten 7 wegen Mordes, Mordversuches bzw. der Anstiftung zum Mord angeklagten Personen befindet sich nur ein Geisteskranker, nämlich der eben zitierte leukotomierte Schizophrene. Die übrigen sind psychopathische Persönlichkeiten.

Walter L. (Fall 3), hatte seinen Untermieter mit dem Hammer erschlagen und war ebenfalls von einem Vorbegutachter als infantiler, intellektuell und entwicklungsmäßig unreifer Paranoiker bezeichnet worden. Auch diese Diagnose konnte in dem Gutachten nicht bestätigt werden, wohl aber war L. als schizoider Psychopath nach Art eines Sonderlings und Eigenbrötlers mit Weltverbesserungsideen auf sozialem und religiösem Gebiet zu beurteilen. (Ausführliche Darstellung auf S. 102.)

Alfred B. (Fall 5) hat, alkoholisiert, in einem Gasthaus mit seiner Pistole in Mordabsicht erst auf den Bürgermeister des Ortes und später, beim Einschreiten der Gendarmerie, auf einen Gendarmeriebeamten geschossen. Nur durch eine glückliche Fügung wurden die beiden Bedrohten nicht getroffen. Ein Vorbegutachter hatte bei B. einen psychischen Ausnahmszustand angenommen, welcher einer vorübergehenden Sinnesverwirrung entsprechen sollte. Da der Täter anamnestisch schon Aggressionsdelikte begangen hatte, als Raufbold schlecht beleumundet war und schließlich keinerlei Zeichen einer Geisteskrankheit bot, wurde er als erregbarer Psychopath, der Erinnerungslosigkeit simuliert hatte, beurteilt. (Ausführlich auf S. 91.)

Tabelle 2. *Versuchte oder vollendete Brandlegung*

8. Marie K.	*Dg.* Epilepsie mit Dämmerzuständen
9. Leopoldine M.	*Dg.* Hysterie
10. Franz W.	*Dg.* Ethisch-defekter Psychopath, Simulation

In Tabelle 2 sind 3 Fälle zusammengestellt, bei welchen das Delikt versuchte oder vollendete Brandstiftung war und die für die Tat Erinnerungslosigkeit behaupteten. Alle 3 Krankengeschichten werden später unter Hinblick auf das Amnesieproblem genau mitgeteilt. (Seiten 74, 57 und 70.)

Maria K., eine Epileptikerin mit Dämmerzuständen, hatte aus Rache die Brandlegung versucht, die Tat gleich danach eingestanden, später aber Erinnerungslosigkeit behauptet. Sie wurde als Epileptikerin mit Wesensveränderung und Neigung zu Aggressionsakten beurteilt, konnte aber, da die Tat weder im Zusammenhang mit einem Anfall noch in einem Dämmerzustand erfolgte, nicht exkulpiert werden. Ihre dauernde Internierung wurde für nötig erachtet.

Über *Leopoldine M.*, eine Hysterika, wird im Zusammenhang mit einem anderen Fall berichtet.

Franz W. zündete das Wirtschaftsgebäude des Pfarrhofes in seinem Heimatort in alkoholisiertem Zustand an. Die von ihm behauptete Erinnerungslücke für die Tat konnte durch den Befund des Arztes, welcher den Täter bald nach der Brandlegung untersuchte, widerlegt werden. Dieser hatte nämlich sofort nach der Brandlegung Bewußtlosigkeit simuliert, die der Arzt durch sein kaltblütiges und scharfsinniges Verhalten an Ort und Stelle eben als simulierte entlarven konnte. Auch W. hatte die Tat anfänglich zugegeben. Er wurde als ethisch defekter Psychopath diagnostiziert.

Auch unter den in Tabelle 3 zusammengestellten Fällen findet sich kein Geisteskranker. Bei *Friedrich S.* (Fall 11) war ein Vorbegutachter zu dem Schluß gekommen, es läge eine echte Kleptomanie vor. Der Täter

Tabelle 3. *Eigentumsdelikte, Betrug, Veruntreuung*

11. Friedrich S. *Diebstähle*	*Dg.* Simulant, Alkoholiker
12. Hans K. *Diebstahl, Betrug, Veruntreuung*	*Dg.* Querulatorischer Psychopath, Pseudologe
13. Franz V. *Betrug, Veruntreuung*	*Dg.* Simulation, GANSERsches Syndrom, ethisch defekter Psychopath
Leo W. 19 — Franz P. 21	Siehe Sexualdelikte (Tabelle 4)

hatte behauptet, er hätte unter einem unwiderstehlichen Zwang die Eigentumsdelikte begangen, öfters vom Stehlen geträumt und weiters angegeben, er könne sich nur summarisch an seine verbrecherischen Handlungen erinnern. Schon aus der Verhaltensweise des S. (er hatte immer vorher die Örtlichkeiten seiner Diebstähle ausspioniert) und aus der Liste der von ihm entwendeten Gegenstände, die aus Schmuck, Fahrrädern, einem Photoapparat, Lebensmitteln und Bargeld bestanden, war eindeutig ersichtlich, daß es sich um einen gewöhnlichen Dieb handelte, der sich durch Simulation einer Geistesstörung retten wollte. Die Gutachten über *Hans K.* (Fall 12) und *Franz V.* (Fall 13) seien im Wortlaut gebracht.

Fall 12. Das Dekanat der Medizinischen Fakultät der Universität in Wien wurde vom Landesgericht für Strafsachen Wien unter dem Datum vom 20. November 1953 ersucht, über den Geisteszustand des Hans K., 46 Jahre alt, ein Gutachten abzugeben. Der Genannte ist wegen Betrug und Veruntreuung unter Anklage und bereits siebenmal bis zu $2^1/_2$ Jahren schweren Kerkers vorbestraft. Während der Haft und auch während der Hauptverhandlung fiel er durch sein querulatorisches Verhalten und durch die zahlreichen mündlichen und schriftlichen Beschwerden über angebliche Benachteiligungen und ungerechtes Verhalten der Behörden ihm gegenüber auf, wobei eine Anzahl schriftlicher Eingaben in diesem Sinne auch an hochgestellte Persönlichkeiten vorliegen.

Es liegen über den Genannten bereits 2 Gutachten vor, und zwar das eine von Dr. St., abgefaßt am 15. Juni 1953, das zweite von Dr. Sch. unter dem Datum des 29. September 1953. Außerdem liegt ein Antrag der eben genannten beiden gerichtlichen Sachverständigen vor, welcher auf Grund des Verhaltens des K. in der Hauptverhandlung seine Überstellung in eine geschlossene Anstalt vorschlägt. Die beiden obzitierten Gutachten kommen ziemlich übereinstimmend zu dem Schluß, daß K. eine psychopathische Persönlichkeit ist, daß aber sein jetziges Verhalten als wahnhaft bezeichnet werden muß und einer Geisteskrankheit gleichzusetzen wäre. Auf Grund dieser gutachtlichen Äußerungen wurde K. auch tatsächlich in eine geschlossene Anstalt überstellt, und zwar am 6. Oktober 1953 auf die Psychiatrische Klinik in Wien, von welcher er am 10. Oktober 1953 in die Heil-

und Pflegeanstalt „Am Steinhof" überstellt, von dieser am 17. Oktober 1953 in die Landes-Heil- und Pflegeanstalt Gugging aufgenommen und von dort am 11. November 1953 als nicht anstaltsbedürftig dem Landesgericht Wien wieder rücküberstellt wurde. Schließlich kam K. am 14. Dezember 1953 zum Zwecke der Beobachtung für das zu erstattende Fakultätsgutachten nochmals an die Psychiatrische Universitätsklinik Wien, an welcher er durch 3 Wochen verblieb. Die Diagnosen aller 3 Anstalten, die K. in den oben genannten Zeiträumen passierte, lauten übereinstimmend „Psychopathie mit querulatorischen Zügen".

Im folgenden mögen kurze Auszüge aus den zur Verfügung stehenden Krankengeschichten des K. gegeben werden, um sein Verhalten zu illustrieren. Die älteste Krankengeschichte stammt aus dem Jahre 1933, als K. 26 Jahre alt war. Er lag damals auf der Neurologischen Filialstation der Wiener Psychiatrischen Klinik wegen der Folgen einer Gehirnerschütterung. Es war dies die 8. Gehirnerschütterung, die er in seinem Leben durchgemacht hat und er verließ damals gegen Revers das Krankenhaus. Irgendwelche psychische Auffälligkeiten sind in dieser Krankengeschichte nicht vermerkt. Bei der Aufnahme am 10. Oktober 1953 an der Wiener Psychiatrischen Klinik war K. voll orientiert, situativ völlig angepaßt, zeigte einen etwas sprunghaften Gedankenablauf, dabei weinerliche Stimmungslage, sprach unausgesetzt und ließ sich in seinem Redefluß kaum hemmen. Er berichtete, daß er mit 4 Jahren eine Lungenentzündung durchgemacht hätte, mit 11 Jahren an einem Lungenspitzenkatarrh erkrankt sei und auch von seinen zahlreichen Gehirnerschütterungen, die infolge von Motorradunfällen zustande gekommen seien. Er gab an, insgesamt 10 bis 12 derartige Unfälle erlitten zu haben. Bei einem der Unfälle im Jahre 1933 sei er, da sich anschließend eine Stirnhöhleneiterung und Hirnhautentzündung entwickelt habe, 8 Monate in Sankt Pölten im Spital gelegen. Seit 1936 hat er Beschwerden von seiten des Darmes und mußte einigemale u. a. auch wegen Darmverschlusses operiert werden. Derzeit bestünden diesbezüglich keine wesentlichen Beschwerden. Er erzählte, daß er 4 Klassen Volksschule besucht habe, anschließend 3 Klassen Untermittelschule; sodann sei er nach St. Gallen in die technische Schule gekommen und hätte anschließend in Wien an der Handelsschule ausgelernt. Er wäre immer ein mittelmäßiger Schüler gewesen und hätte einmal eine Klasse wiederholt. Das Verhältnis zu den Eltern sei gut gewesen, obwohl er angeblich eine traurige Kindheit durchgemacht habe. Als Grund hierfür gab er die Mißwirtschaft im elterlichen Geschäfte an, die dadurch entstand, daß der Vater sehr vertrauensselig gewesen wäre und von seinem Kompagnon schamlos ausgenützt wurde. Er hätte für seinen Vater nach Vollendung seines 21. Lebensjahres für einen fälligen Wechsel garantieren müssen und sein Vater hätte bei Fälligwerden des Wechsels die Schuld auf ihn geschoben. Er habe dadurch eine Schuldenlast von S 4000.— tragen müssen und der Vater habe sich nicht um ihn gekümmert. — Später war er als Motorradpendler tätig, d. h. als Fahrer zwischen einzelnen Betrieben, z. B. Kinos. Dadurch und durch den Umstand, daß er sich aktiv als Motorradsportler betätigte, sei es zu den oberwähnten Unfällen gekommen. 1938 hätte er sich mit einer Kärntnerin verlobt, die er auch später geheiratet habe, von der er eine jetzt 11 Jahre alte Tochter habe, an der er sehr hänge. 1948 sei die Ehe wegen Hörigkeit seiner Frau zu ihrer Mutter geschieden worden und auch deshalb, weil zur damaligen Zeit ein Prozeß wegen Veruntreuung gegen ihn gelaufen sei, weswegen er zu $2^1/_2$ Jahren Kerkers verurteilt wurde, welche Strafe er von 1949 bis 1951 abgesessen habe. Im Herbst 1951 hätte er eine 38jährige Frau kennengelernt, die später seine Braut wurde und die in dem jetzigen Prozeß seine Gegnerin sei.

Beim zweiten Aufenthalt an der Psychiatrischen Klinik, der am 14. Dezember 1953 begann, zeigt sich K. wieder voll orientiert, bei klarem Bewußtsein und ausgeglichener Stimmungslage; den Gedankenablauf geordnet, spricht er zusammenhängend weitschweifig, zeigt keine wesentlichen Störungen des Gedächtnisses und der Merkfähigkeit. Er ist auch diesmal — wie bei den ersten Untersuchungen — nur schwer in seinem Redeschwall zu unterbrechen, bei späteren Besprechungen aber im Gespräch weitgehend lenkbar. Er berichtet in aller Ausführlichkeit seine Schwierigkeiten, die er mit den Behörden habe. Er erzählt wieder seine Lebensgeschichte, die schon oben kurz dargestellt ist, wobei auffallend seine Affektlage wechselt, von zeitweiser besonderer Freundlichkeit zu starker Erregung übergehend, wenn er auf das Unrecht zu sprechen kommt, das ihm zugefügt wurde. Er habe eine Liste jener Paragraphen, gegen die von seiten der Behörden im Laufe des gegen ihn eingereichten Verfahrens verstoßen wurde. Er legt eine Sammlung von Zeitungsausschnitten vor, die von Mißständen in Ämtern und Mißbrauch der Amtsgewalt handeln. Zu Beginn der ersten Aussprache äußerte er: „Ich hoffe, daß die Klinik sich nicht dazu hergeben wird, das schamlose Vorgehen der beiden bisherigen psychiatrischen Sachverständigen zu stützen. Ich habe bereits geäußert, daß diese beiden Psychiater straffällig geworden sind. Es ist traurig, daß die österreichischen Behörden immer die Atteste bekommen, die sie wünschen. Dr. Sch. und Dr. St. haben sich dazu hergegeben. Wenn ich einen Stern zum Verteidiger hätte, dann wäre das als große Straffälligkeit gebrandmarkt worden, aber so bin ich leider Gottes dem allem ausgeliefert." Es drehe sich darum, daß man ihn als nicht verhandlungsfähig erklären wolle. Der Vorsitzende habe nämlich die Verhandlung abgebrochen, weil er nicht zulassen könne, daß die Behörde öffentlich kompromittiert werde. Es handle sich dabei um ein Komplott der Sachbearbeiter, die nach dem Motto arbeiten: „Der macht eine Beschwerde über uns, dem werden wir schon helfen." „Eine Krähe hacke eben der andern kein Auge aus." — Er habe nämlich zu Beginn der Untersuchung einige Unregelmäßigkeiten im Verfahren durch Eingaben angeprangert. Jetzt habe man Interesse daran, die ganze Sache hinauszuzögern, damit diese Unregelmäßigkeiten nicht ans Licht kämen. Von irgend jemand Bestimmtem ginge dieses „Komplott" aber nicht aus. Man habe z. B. den § 3 der Strafprozeßordnung, der besage, daß Beschuldigungen und Entlastungen im gleichen Sinne zu überprüfen seien, nicht beachtet. Man habe z. B. die Buchhaltung erst bei der Verhandlung untersucht, nicht aber, wie es sich gehört hätte, schon vor der Verhandlung. Als er sich darüber beschwerte, hätte man ihm wieder alle möglichen Schwierigkeiten gemacht. So habe man das Strafverfahren gegen seine Braut eingestellt, weil man nicht wollte, daß er ein Plus in der Verhandlung habe. „Weil ich ihnen auf die Finger geschaut habe, haben sie das gemacht." „Was hinter den Kulissen geschaukelt wird, das geht auf keine Kuhhaut." So habe er 2 Rechtsanwälte ablehnen müssen, weil sie vor dem Richter geliebedienert hätten. Man hätte ihm die Einsicht in den Akt verweigert, was nicht zu Recht bestehe. Was man ihm am meisten übelgenommen habe, sei wahrscheinlich folgendes gewesen: Er habe darauf hingewiesen, daß die Sperrung seines Lastautos nicht zu Recht bestehe, dem hätte man nicht widersprechen können, da man dafür keinen Paragraphen gefunden habe. Dann fährt er fort: „Und womit will man die Untersuchungshaft rechtfertigen? 28400 S hat man mir vorgeworfen, davon habe ich 18800 S ausgewiesen, dann bleiben 9600 S, d. h., ich wäre unter dem Strafsatz von 10000 S gewesen, wenn die Verhandlung weitergegangen wäre, ja, dann hätte ich sogar nachweisen können, daß die Anzeigerin an mir Betrug gemacht hat, weil sie abstreitet, daß sie sich an mir strafrechtlich vergangen habe, indem sie mein Geschäft, meine Wohnung und meine Ware verkauft hat. Aber ehe ich das beweisen konnte, hat man rechtzeitig die Verhandlung abgebrochen. Das Ganze sei eine Verzögerungstaktik." Bei allen weiteren Besprechungen betont K. immer wieder, daß er zu Unrecht angeklagt worden sei und versucht zu beweisen, daß alle seine Betrügereien kein Unrecht darstellen, sondern daß er immer im Recht gehandelt habe. Er will keine Einsicht für das Strafbare seiner Handlungen zeigen. Immer wieder betont er das Unrecht, daß ihm während seiner Haft widerfahren sei und daß er durch verschiedene Beschwerden an verschiedene hochgestellte Persönlichkeiten zu seinem Recht gelangen wollte. Es sei hier bemerkt, daß K. auch bei seinem ersten Prozeß, in dem er zu $2^1/_2$ Jahren verurteilt wurde, eine ähnliche Verhaltensweise zeigte. Aus den Krankengeschichten der Heil- und Pflegeanstalt „Am Steinhof" bzw. der Landes-Heil- und Pflegeanstalt Gugging geht hervor, daß K. auch dort sich ganz ähnlich verhielt wie in der Psychiatrischen Klinik.

Der körperliche Befund des K. ergibt neurologischerseits keine Abweichung von der Norm. Der psychologische Test zur Zeit der ersten Aufnahme des K. an der Psychiatrischen Klinik ergibt in der Zusammenfassung: K. bietet das Bild einer hysteriformen Persönlichkeit mit psychopathischen Zügen, Hinweise auf pseudologistische Tendenzen, keine Hinweise auf ein psychotisches Geschehen, vielleicht leicht zykloide Komponente, Stimmungs- und Affektlabilität, gute intellektuelle Begabung.

Gutachten: Hans K. hat wegen Betruges, Diebstahls und Veruntreuung 7 Vorstrafen, die letzte im Jahre 1948 zu $2^1/_2$ Jahren, wobei aus den Akten hervorgeht, daß er niemals ein wirkliches Geständnis ablegte, sondern immer nur in kleinen unwesentlichen Punkten nachgab. Bei seinen verbrecherischen Handlungen gelang es ihm jedesmal durch gewinnendes Auftreten, durch seine Überredungsgabe und seine großsprecherischen Behauptungen über angeblichen Besitz von Haus, Fabrik und großen Geldsummen, durch Angaben über freundschaftliche Beziehungen zu hochgestellten Persönlichkeiten (so bezeichnete er sich in den Jahren 1947 und 1948 als persönlicher Freund des Herrn Bundespräsidenten), verschiedene Personen zu bluffen und zu übervorteilen. Die realen Grundlagen aller seiner pseudologischen Behauptungen standen in krassem Gegensatz zu diesen. So nahm er z. B. kleine Vorauszahlungen, aber auch solche im Betrage von S 10000,— bzw. S 17000,— für den Bau eines in Stromlinienform gebauten Wagens entgegen, für welches Vorhaben ihm bloß ein Autowrack ohne Chassis und Reifen zur Verfügung stand. Bei einem Teil seiner Betrügereien — wie auch den geschilderten — wird man K. wohl zubilligen können, daß seine Phantasie und die Überschätzung seiner persönlichen Leistungsfähigkeit ihn verführten, sich mehr zuzutrauen, als er tatsächlich zu leisten imstande war, daß also die Phantasie mit ihm leicht durchging. Dieser Umstand ist aber nicht Ausfluß einer Geistesstörung im Sinne des Gesetzes, sondern nur Symptom einer psychopathischen Persönlichkeit mit Hang zur Pseudologie, einer Persönlichkeit, welche von ihrer Phantasie so weit getrieben werden kann, daß sie manchmal vielleicht selbst nicht mehr unterscheiden kann, was bewußte Lüge und was phantastischer Überschwang ist. Dieser psychische Mechanismus ist für eine Reihe psychopathischer Hochstapler und Betrüger, welchen Typ K. darstellt, charakteristisch.

Die derzeitige Verhaltensweise des Untersuchten ist gekennzeichnet durch die Einsichtslosigkeit seinen Verbrechen gegenüber und das querulatorische Verhalten, welches sich in einer Unzahl von mündlichen Beschwerden, Briefen und schriftlichen Eingaben kundtut, die sich auf Benachteiligungen seiner Person bzw. Mißstände bei den Justizbehörden und öffentlichen Institutionen überhaupt beziehen. Ein ähnliches, nur quantitativ weniger massives Gehaben ließ er bereits 1948 im damaligen Strafverfahren erkennen. K. verfügt, wie alle Querulanten, in dieser Richtung über ein beachtliches juridisches Wissen, das er auch gerne hervorkehrt. Infolge des oben geschilderten Verhaltens des K. wurde die Hauptverhandlung im Oktober 1953 auch abgebrochen und seine Internierung veranlaßt. Die Beobachtung während dieser Zeit an der Psychiatrischen Klinik, der Heil- und Pflegeanstalt „Am Steinhof“ und der Landes-Heil- und Pflegeanstalt Gugging und nochmals an der Psychiatrischen Klinik, ergeben aber kein Anzeichen für das Vorliegen eines echten Querulantenwahnes. *K. ist nicht als geisteskrank zu bezeichnen,* was sowohl für die Zeit seiner strafbaren Handlungen als auch für jetzt gilt. Er ist ein Psychopath, welcher derzeit durch sein querulantes Verhalten auffällt und sicherlich auch bei der Hauptverhandlung durch dieses störend wirken wird. Da aber, wie schon betont, eine Paranoia querulans nicht vorliegt, kann K. als verhandlungsfähig bezeichnet werden.

Fall 13. Über Franz V., 32 Jahre alt, der wegen mehrfachen Betruges sich in Haft befindet, wird ein Gutachten der Medizinischen Fakultät der Universität Wien deswegen verlangt, weil 2 miteinander nicht ganz konforme Gutachten vorliegen. Das erste Gutachten von Dr. St. unter dem Datum des 12. Juni 1953 bezeichnet den V. als eine psychopathische, minderwertige und vor allem ethisch defekte Persönlichkeit, fand aber zur Zeit seiner Untersuchung an dem Genannten die Symptome einer Haftpsychose, weswegen er seine Abgabe in eine geschlossene Heilanstalt beantragt hat. Das zweite Gutachten von dem Gerichtssachverständigen Dr. S. vom 26. September 1953 nimmt bei V. Simulation einer Geistesstörung bei einem Psychopathen mit hysterischen Zügen an. Es sei hier gleich betont, daß die Untersuchung des zweiten Begutachters zu einem Zeitpunkt erfolgt ist, als der Untersuchte die auf Vorschlag des ersten Begutachters durchgeführte Internierung in die Heil- und Pflegeanstalt „Am Steinhof“ hinter sich hatte. Die von Dr. St. diagnostizierte Haftpsychose war zum Zeitpunkt der Untersuchung durch Dr. S. weitgehend abgeklungen.

Franz V. war das erstemal vom 13. Juni bis 17. Juli 1953 an der Wiener Psychiatrisch-Neurologischen Universitätsklinik aufgenommen, wurde von dort in die Heil- und Pflegeanstalt „Am Steinhof“ verlegt, von wo er am

13. August 1953 ins Landesgericht für Strafsachen zurückgebracht wurde. Zum Zweck der jetzt zu erfolgenden Begutachtung durch die Fakultät, war er ein zweitesmal vom 4. bis 9. Dezember 1953 an der Psychiatrisch-Neurologischen Universitätsklinik interniert. Das Verhalten des V. bei seinen beiden Aufenthalten an der Psychiatrischen Klinik und „Am Steinhof" war im wesentlichen in bezug auf die Symptome immer gleichartig, nur die Intensität dieser Symptome wechselte. Es bestand somit kein qualitativer, sondern nur ein quantitativer Wechsel in der psychischen Symptomatik — dies sei an Hand eines kurzen Auszuges der Krankengeschichte im folgenden dargelegt: Bei der ersten Aufnahme an der Psychiatrischen Klinik am 14. Juli 1953 war der Untersuchte voll orientiert, bei klarem Bewußtsein, in seinem Gedankenablauf etwas sprunghaft, machte die widersprechendsten Angaben, redete gelegentlich vorbei, sprach pseudologistisch in überheblichem Ton. Gegen die Anwesenden legte er ein ziemlich distanzloses herausforderndes Benehmen an den Tag. Kam in seinen Äußerungen, die sehr oft laut und schreiend in kritisierendem Ton gemacht wurden, immer wieder auf den gleichen Inhalt, die den Geschlechtsverkehr zum Zentrum haben, zurück. Auf Fragen nach Schulbildung und Beruf gab er an, er hätte 8 Klassen Volksschule in Wien besucht, habe aber keinerlei Geschwister. Sein Vater sei längst tot. Angaben über seine Familienverhältnisse sind nicht zu erhalten. Er hätte nie gearbeitet, sei immer zu Hause gewesen. Auf die Frage, ob er von der Mutter erhalten worden sei, redet er vorbei und äußert sich, sie befinde sich im Sicherheitsbüro in Haft. Warum er verhaftet worden sei, weiß er nicht, er meine wegen des M. Allmählich ist zu erfahren, daß der besagte M. sein Untersuchungsrichter sei. Er erzählt, daß er dem Dr. M. einen Urlaub erwirkt und daß ihm dieser überhaupt viel zu verdanken hätte. Nach längerer Befragung, warum er vor den Untersuchungsrichter gekommen sei, erklärt er, wegen des Geldes, und zwar wegen 1500 S, später wegen 7000 S. Das Geld hätte er dem M. und seiner Sekretärin gegeben. Letztere hätte von ihm 1000 S im voraus für einen versprochenen Geschlechtsverkehr und M. 500 S für dessen Vermittlung erhalten. Im Sicherheitsbüro sei aber kein Platz für einen Geschlechtsverkehr gewesen, deswegen habe man ihn in die Klinik gebracht. Die Sekretärin werde man ihm hierherschicken, er erwarte sie jeden Augenblick und finde es empörend, daß man ihn so lange warten ließe, obwohl er die Bewilligung des Präsidenten für den Geschlechtsverkehr erhalten habe. Auf weitere Fragen redet er nur herum, vor allem wenn die Rede auf seine Betrügereien kommt; gibt aber dann zu, daß er Vertreter in der Textilbranche war, für die er alles verkauft habe. Er habe stets alles bekommen können, was er wollte, und habe alles verkauft. Er sei nicht verhaftet worden, er sei nur auf Besuch zu M. gekommen, weil er ein Bekannter von ihm ist. An allem sei aber das Sicherheitsbüro schuld und dies hätte ihm auch vor einiger Zeit einen alten Mann im Trenchcoat geschickt, der ihn ganz unverschämt ausgefragt hätte. Besagter Mann habe sich als Professor ausgegeben, sei aber in Wirklichkeit ein Spitzel des Sicherheitsbüros. Ganz abrupt verlangt er, wie schon mehrmals während des Gespräches, ziemlich erregt nach einer Frau für den versprochenen Geschlechtsverkehr. Längere Zeit ist er von diesem Thema nicht abzubringen, da er doch dafür die ausdrückliche Erlaubnis von dem falschen Professor bekommen habe. Hier beginnt der Beschuldigte wieder, wie während der Exploration schon einigemal, völlig ungeniert zu onanieren. Später berichtet er, daß man ihm zu Fleiß im Gefangenenhaus vor seinem Zimmer gesungen und vor seiner Tür Feuer angezündet hätte. Letzteres habe er mit einem Kübel Wasser löschen

müssen. Er meint, daß man ihm auch hier keine Ruhe läßt. Er höre schon wieder, wie man unten vor seinem Fenster singe, um ihn zu stören.

Während des Aufenthaltes in der Heil- und Pflegeanstalt „Am Steinhof“ verhält sich V. in derselben Art, wie es eben beschrieben wurde. Es heißt in der Krankengeschichte dieser Anstalt, daß er anfänglich die widersprechendsten Angaben mache, sehr erregt und unruhig sei, laut und überheblich spreche, wobei seine Gedanken immer um den Geschlechtsverkehr kreisen. In einer Notiz der Krankengeschichte vom 3. August 1953 heißt es, V. zeige ein ausgesprochen rüdes, überhebliches Benehmen, spreche den Arzt in wegwerfender, herabsetzender Weise an. Auf die Eröffnung, man werde ihn wieder zum Gericht zurückschicken, meint er, man soll ihn zu Herrn M. schicken, das sei sein Doktor oder Verteidiger. Es komme nur darauf hinaus, daß er Geschlechtsverkehr brauche. Auf die Eröffnung, daß er als Betrüger unter Anklage stehe, begehrt er auf und nimmt eine drohende Haltung ein. Auch in den folgenden Tagen werden immer wieder Schimpfexzesse und Erregung vermerkt. Ab 13. August 1953 ist er ruhig, geordnet, aber immer noch als überheblich bezeichnet. Während des zweiten Aufenthaltes an der Psychiatrischen Klinik beantwortet er die Fragen der Orientierung dahin, daß er sich in einem Spital befinde. Er ist bei klarem Bewußtsein, der Gedankenablauf anscheinend sprunghaft, widerspricht sich öfters. Auf gestellte Fragen antwortet er ohne Zusammenhang, ist anfangs ruhig und angepaßt, wird aber dann zeitweise erregt, wobei man sich des Eindrucks nicht erwehren kann, daß er Affekt bewußt auslöst. Sprache und Motorik sind unauffällig. Er erzählt wieder dasselbe, das schon bei früheren Untersuchungen vorgebracht wurde, daß er nämlich durch den M. ins Gefangenenhaus gebracht worden sei. Es handelt sich um einen Heeresstreifenprozeß. Der Professor sei bei ihm gewesen, der sich ausgewiesen habe, aber kein wirklicher Professor war. Er habe in der „Widerstandskämpfung“ mit dem W. zusammengearbeitet. Der W. sei Major gewesen und mit der K. verheiratet. Jetzt sei er Professor und er hätte ihm geschrieben, er werde seine Angaben bestätigen, denn er sei der Hauptmann V. gewesen und wäre zum Tod verurteilt worden. Der W. hätte ihn herausgeholt. Dann wieder sagt er, er wäre nur wegen des M. ins Gefängnis gekommen. Der M. sei ein Doktor. Auf die Frage, was für ein Doktor, no, sein Aufseher, der sei immer bei ihm und der unterbinde ihm alles. Er sei wahrscheinlich böse auf ihn wegen der Sekretärin. Der M. habe bei ihm 7000 S beschlagnahmt. Er hätte ihm gesagt, er habe doch auch etwas mit seiner Sekretärin und er, V., sei ein junger Mensch, er habe mit seiner Frau drei- bis viermal Geschlechtsverkehr gehabt und wolle nun mit der Sekretärin Geschlechtsverkehr haben. Er sei deshalb auch zum Präsidenten gegangen und der hätte ihm erklärt, es bestünde aus Raummangel dort keine Gelegenheit. Diesmal ist der Untersuchte ruhiger als bei seinem ersten Aufenthalt an der Klinik. Er onaniert auch nicht mehr während der Exploration. Im folgenden werden immer wieder dieselben Redewendungen gebracht, die schon zur Genüge beschrieben sind.

Aus der Vorgeschichte des V., der Alkoholiker ist, muß hier erwähnt werden, daß er 1938 sich luetisch infizierte. Damals machte er $2^1/_2$ kombinierte Kuren durch. Der Wassermann im Blut war am Ende der Kur negativ. Dagegen wurde 1948 die Rückenmarksflüssigkeit positiv gefunden. Der Liquorbefund der Klinik Wiedmann lautet: MBR. ++ positiv, Mastix 123432 positiv, Pandy +, Nonne Apelt +—, Lymphozyten 6/3. Der neurologische und psychische Befund damals o. B. Trotzdem wurde eine Malariakur durchgeführt. Der Wassermann im Blut in der Folgezeit negativ. Eine Kontrolluntersuchung von Blut und Liquor im Mai 1953 ergab den Liquorbefund in allen Reaktionen normal. Im Blutserum die MB.-Reaktion ++ positiv. Die Wassermannsche Reaktion im Blut während des ersten Aufenthaltes an der Psychiatrischen Klinik negativ. Der neurologische Befund ergibt die rechte Pupille größer als die linke. Beide rund, reagieren prompt und ausgiebig auf Licht und Nahesehen. Die linke Hornhaut weist im oberen äußeren Quadrant eine mitteldichte weißliche flächenförmige Narbe auf, die die Verengerung der Pupille erklärt. Sonst Hirnnerven frei. An den Gliedmaßen keine Paresen, keine Störung der Koordination. Sehnenreflexe seitengleich, keine Pyramidenzeichen, keine Sensibilitätsstörung, Gang und Lidfußschluß o. B.

Gutachten: Die nunmehrige kurzfristige Beobachtung des V. auf der Wiener Psychiatrischen Universitätsklinik und sein 4 Wochen dauernder Aufenthalt in der Heil- und Pflegeanstalt „Am Steinhof“ in Wien ließen keine psychischen Symptome erkennen, welche einer Geistes- oder Gemütskrankheit zuzuordnen wären. V. erscheint bereits 1951 auf der Psychiatrischen Klinik unter der Diagnose „Psychopathie“ auf und wurde im Juni 1953 wieder als Psychopath und psychogene Haftreaktion diagnostiziert. Die Heilanstalt „Am Steinhof“ beurteilt das Zustandsbild, das V. bot, als psychische Haftreaktion, Ganserschen Dämmerzustand, Pseudodemenz. Diese letzteren Ausdrücke entsprechen hysterischen Reaktionen bzw. stellen dem Psychiater wohlbekannte charakteristische Bilder bewußter Simulation dar. Die vom Untersuchten produzierten Symptome sind ihrem Inhalt nach im wesentlichen immer dieselben und wechseln nur in ihrer Intensität. Dies war wohl auch der Grund, daß der Erstbegutachter Dr. St. beantragte, den V. als Haftpsychose in einer geschlossenen Anstalt (Steinhof) zu internieren, da der damalige Zustand des Häftlings einen weiteren Aufenthalt im Landesgericht nicht ratsam erscheinen ließ. Diese Maßnahme bewährte sich auch: V. kam in viel ruhigerem Zustand zurück und demonstrierte sich auch bei dem zweiten Aufenthalt an der Psychiatrischen Universitätsklinik im Dezember 1953 viel ruhiger und beherrschter als im Juni 1953, wenn er auch diesmal noch den Geistesgestörten spielte. Da V. im Jahre 1938 eine luetische Infektion durchmachte, sei hier ausdrücklich vermerkt, daß derzeit weder psychisch noch körperlich noch in der Rückenmarksflüssigkeit irgendein Zeichen vorhanden ist, das gestatten würde, das jetzige Zustandsbild des Untersuchten als Ausdruck einer progressiven Paralyse zu deuten.

Es ergibt sich der Schluß, daß *Franz V. ein ethisch defekter Psychopath ist,* welcher derzeit konsequent eine *Geisteskrankheit simuliert,* ohne daß weder zur Zeit der Ausführung seiner strafbaren Handlungen noch jetzt eine solche bestanden hat bzw. besteht. Es ist möglich, fast sogar zu erwarten, daß er auch bei der Hauptverhandlung dasselbe Verhalten wie derzeit an den Tag legen wird.

Die beiden eben beschriebenen Fälle hatten einerseits Gemeinsames in der Art ihrer Verbrechen, anderseits versuchten sie durch ihre Verhaltensweise die Delikte zu verschleiern bzw. zu bagatellisieren. Hans K. wollte seine verbrecherischen Handlungen dadurch in den Hintergrund schieben, daß er angebliche Mißstände bei den Behörden, insbesondere der Justizbehörde, aufzudecken vorgab und so als Querulant imponierte. Franz V. demonstrierte einen hysterischen Dämmerzustand mit Pseudodemenz und simulierte auf der andern Seite bewußt eine Geistesstörung. Bei K. war eine Paranoia querulans, die ihn zum Geisteskranken gestempelt hätte, auszuschließen. Bei Franz V. war die Diskrepanz der beiden vorliegenden Gutachten nur dadurch bedingt, daß die Gutachter ihn zu verschiedenen Zeitpunkten untersucht hatten.

Tabelle 4. *Sexualdelikte*

14. Adolf A. *Homosexuelle Handlungen* *Tat unter Alkohol*	*Dg.* Haltloser Psychopath, Chronischer Alkoholmißbrauch, Latent homosexuell
15. Otto N. *Homosexuelle Handlungen* *Tat unter Alkohol*	*Dg.* Homosexualität, Psychopathie, Chronischer Alkoholmißbrauch
16. Rudolf P. *Versuchte Notzucht*	*Dg.* Schizoide Persönlichkeit, Simulation
17. Franz Sch. *Schändung und Notzucht von Kindern*	*Dg.* Schizoider Psychopath
18. Georg H. *Notzucht, öffentliche Gewalttätigkeit, Alkoholeinwirkung*	*Dg.* Taubstumm, leichter Schwachsinn
19. Leo W. *Notzucht, Verführung zur Unzucht* *Betrug, Erpressung usw.*	*Dg.* Rezidivierende Hypomanie mit paranoiden Zügen. Delikt im Intervall
20. Eduard St. (18 Jahre) *Schändung und Sodomie*	*Dg.* Imbezillität — Exkulpiert Dauernde Internierung empfohlen
21. Franz P. (16 Jahre) *Homosexualität + Diebstahl*	*Dg.* Ethisch defekte, verwahrloste, psychopathische Persönlichkeit, für Homosexualität wird § 10 JGG. angenommen, nicht für Diebstahl
Karl P. 6 — Johann St. 7	Siehe Blutverbrechen (Tabelle 1)

In Tabelle 4 sind 8 Sexualdelikte zusammengestellt, wozu noch die ebenfalls in diese Gruppe gehörigen, aber schon in Tabelle 1 angeführten

Fälle 6 und 7 kommen. Die beiden ersten in der Tabelle Angeführten, *Adolf A.* (Fall 14) und *Otto N.* (Fall 15), sind Homosexuelle: Der erste nur latent, sonst aber eine haltlose, triebhafte, psychopathische Persönlichkeit, bei dem ein Vorbegutachter eine Dipsomanie angenommen hatte, für die aber kein Anhaltspunkt bestand. Er war wegen homosexueller Delikte bereits vorbestraft und chronischer Trinker. *Otto N.*, ein manifest Homosexueller, war schon viermal, immer in alkoholisiertem Zustand, von der Polizei bei homosexuellen Handlungen ertappt worden. Er wurde in Vorgutachten als pathologischer Rausch bzw. vorübergehende Sinnesverwirrung aufgefaßt, für welche beide Diagnosen kein Anhaltspunkt gefunden werden konnte. In keinem der beiden Fälle waren die Bedingungen des § 2 b oder c erfüllt.

Eine gewisse Ähnlichkeit weisen auch die Fälle 16 und 17 auf; der eine wegen versuchter Notzucht, der andere wegen Schändung und Notzucht von Kindern angeklagt. *Rudolf P.* war zur Zeit der Tat — er versuchte eine junge Frau in einem Stiegenhaus zu vergewaltigen — 20 Jahre alt. Ein Vorbegutachter nahm an, es hätte zur Zeit des Verbrechens bei dem Untersuchten eine vorübergehende Sinnesverwirrung bestanden. Weder die klinische Beobachtung noch der Strafakt und die Vorgeschichte ergaben aber einen Anhaltspunkt für das Vorliegen einer solchen. Die vom Untersuchten im Verlauf des Verfahrens behauptete Erinnerungslücke für das Delikt war sicher simuliert, denn er hatte, als ihn die Polizei stellte, zuerst behauptet, er müsse mit jemand anderem verwechselt worden sein und später die Tat zugegeben. Rudolf P., der eine recht eigenartige sexuelle Entwicklung durchgemacht hatte, war wohl als schizoide Persönlichkeit, auf keinen Fall aber als geisteskrank zu beurteilen. (Ausführlich auf S. 87.) Ähnlich lagen die Verhältnisse bei dem 68jährigen *Franz Sch.*, dem Schändung und Notzucht an Kindern nachgewiesen war, die er bestritt. Er war von einem früheren Gutachten als Paranoiker bezeichnet, wofür sich aber kein Anhaltspunkt fand. Das Fakultätsgutachten kam zum Schluß, daß Sch. eine schizoide psychopathische Persönlichkeit darstelle.

Fall 18. Das Fakultätsgutachten über Georg H., geboren 1914, Landarbeiter, wird deswegen angefordert, weil 2 miteinander nicht konforme gutachtliche Äußerungen vorliegen. Die eine von Dr. G. am 5. Januar 1955 gegebene Äußerung kommt zu dem Schluß, daß bei Georg H. das Gebrechen der Taubstummheit seit seinen Kinderjahren vorliege und er wohl dadurch in seiner Allgemeinbildung zurückgeblieben, aber nur zu einem geringen Teil geistesschwach sei. Für die ihm zur Last gelegte Handlung hätte er volles Verständnis und sei daher für diese als zurechnungsfähig zu bezeichnen. Im Gegensatz dazu kommt der Gerichtspsychiater Dr. St. in seinem Gutachten vom 16. März 1955 zu dem Schluß, H. leide doch an einem so hochgradigen Schwachsinn, daß ihm die nötige Einsicht für das Verbrecherische seiner Handlung gefehlt hätte.

H. ist zusammen mit 3 anderen, und zwar dem Josef K., Josef B. und Josef E. des Verbrechens der Notzucht und des Verbrechens der öffentlichen Gewalttätigkeit durch unbefugte Einschränkung der persönlichen Freiheit eines Menschen angeklagt. Die Anklage gegen K., B. und E., über deren Geisteszustand dieses Gutachten nichts auszusagen hat, bezieht sich auch auf Notzucht und einige andere Verbrechen. Dem H. wird zur Last gelegt, daß er am 12. Dezember 1954 die am 8. Dezember 1940 geborene Hermine W. unter Gewaltanwendung zum außerehelichen Beischlaf mißbrauchen wollte und daß er sie weiters am Gebrauch ihrer persönlichen Freiheit gehindert hätte, indem er sie auf ein Bett warf und dort durch lange Zeit festhielt. Der Vorgang, welcher dieser Anklage zugrunde liegt, spielte sich kurz folgendermaßen ab: Hermine W. befand sich am 12. Dezember 1954 im Hause des K., wo sie fallweise arbeitete. Sie fütterte erst die Tiere und saß dann in der Küche, wo mit den anderen 3 Beschuldigten sich auch H. aufhielt. K., der seinerseits schon öfter versucht hatte, mit der Jugendlichen Hermine W. in geschlechtlichen Kontakt zu kommen, aber nie sein Ziel erreicht hatte, forderte den H. auf, mit der W. einen Geschlechtsverkehr zu vollziehen. Er forderte die beiden anderen Beschuldigten, B. und E., auf, H. und die W. in einem Nebenraum einzusperren, damit das Mädchen dem H. nicht entkommen könnte. Die W. merkte, daß etwas gegen sie im Gange sei, begab sich ins Nebenzimmer und verriegelte die Tür. Die Türe wurde aber aufgestemmt, das Mädchen von H. zu Boden geworfen; B. hielt die Hände des Mädchens fest, um dessen Abwehr zu brechen. K. und E. sahen dieser Szene zu und ergötzten sich daran. Es gelang dem H., bei der W. den Rock hochzuheben und an der Hose zu zerren; schließlich gelang es aber der Überfallenen, dem H. einen Tritt ins Gesicht zu versetzen und den B. in die Hand zu beißen. Daraufhin ließen die beiden das Mädchen los. Bald darauf, als die W. wieder mit häuslichen Arbeiten beschäftigt war, überfiel H. das Mädchen neuerlich und zerrte sie diesmal aus dem vorerwähnten Nebenraum in das anschließende Schlafzimmer, wo er sie auf ein Bett warf, sie dort festhielt und wo es ihm auch gelang, sein Glied einzuführen. Das Mädchen rief zwar die andern zu Hilfe, doch sahen diese der Szene nur belustigt zu. Durch Aussagen des Mädchens und anderer Zeugen ist erwiesen, daß H. und die W. unter Alkoholeinwirkung standen, denn H. selbst hatte einige Viertel Wein getrunken und dem Mädchen wurden auch etliche Male alkoholische Getränke von den Beschuldigten gezahlt und gegeben. Weiters ist erwiesen, daß der K., welcher, da er H. von früher kennt, sich mit diesem verständigen kann, ihn immer wieder aufforderte, mit der W. einen Geschlechtsverkehr zu versuchen und ihn nach dem ersten mißglückten Versuch neuerlich aufstachelte, einen zweiten Versuch zu unternehmen.

Georg H. wurde zwecks Erstattung dieses Gutachtens vom 9. bis 14. Januar 1956 an der Wiener Psychiatrischen Universitätsklinik stationär beobachtet. Die Untersuchung war deshalb besonders erschwert, weil der Untersuchte taubstumm ist. Es konnte zuerst die Exploration nur durch Zeichen und schriftlich durchgeführt werden, erst später stand ein Dolmetsch für Taubstumme zur Verfügung, der — selbst Arzt — wertvolle Dienste für die Verständigungsmöglichkeiten bot. H. selbst ist nur imstande, wenige Worte vom Mund abzulesen, hört selbst gar nichts, kann zwar lesen, aber das Geschriebene nur teilweise verstehen. Sein Verhalten war die ganze Zeit über freundlich und fügsam. Er war örtlich weitgehend orientiert und es war ihm bekannt, daß er sich in einem Krankenhaus befinde, wohl aber nicht die Art der hier aufgenommenen Kranken. Die zeitliche Orientierung bezog sich grob auf die Jahreszeit, ohne daß ein genaues Datum angegeben werden konnte. Bei den verschiedenen Explorationen sah man, daß er sich sehr bemühte mit den Untersuchern in Kontakt zu kommen, daß es ihm aber eben aus den Gründen seines Gebrechens nicht immer gelang. Er beherrscht nämlich nicht die Taubstummensprache vollständig, sondern benützt eine Reihe von Gesten, die schwer verständlich sind. Er selbst gibt an, daß er bis zu seinem 4. Lebensjahr gut gehört hätte, damals einen Unfall durch Sturz vom Tisch erlitten habe und seither kein Wort höre. Mit 6 Jahren sei er in eine Taubstummenschule gegangen, blieb aber dort nur 2 Jahre, weil, wie er angibt, die Kosten zu hoch waren. Er hätte sich in der Schule schwer getan, könne nur schlecht schreiben, viel besser lesen, das Rechnen gehe so halbwegs. Prüfungen in dieser Richtung ergeben, daß der Pat. recht gut liest, Schreiben ist mangelhaft, primitive Rechnungen kann er lösen. Seit vielen Jahren ist er als Landarbeiter tätig und hat auf einem Posten 12, auf dem jetzigen schon 11 Jahre zur vollen Zufriedenheit seines Bauern gearbeitet. Aussagen seines Herrn bestätigen diese Angaben. Er würde bei dem Bauer vor allem als Kutscher beschäftigt und dieser sei sehr gut zu ihm und vertrage sich mit ihm gut. Er könne sich auch mit ihm verständigen. Seine 4 Schwestern und sein Bruder hätten keine Hörstörung. Er selbst sei immer gesund gewesen, hätte nie Anfälle und hätte auch noch niemals irgendwelche Anstände mit der Polizei gehabt.

Der Vorfall, der zur Anklage gegen ihn geführt hätte, habe sich im betrunkenen Zustand abgespielt, er dürfte damals 4 bis 5 Viertel Wein getrunken haben. Die anderen Burschen hätten ihm zur Tat zugeredet und er könne sich auch an alles genau erinnern. Das Ganze sei ja nur eine Dummheit gewesen und er sei, wie er meint, deswegen schon genug eingesperrt. Auf direkte Fragen gibt er an, daß ihm wohl bekannt sei, daß ein Mann mit einem 14jährigen Mädchen keinen Geschlechtsverkehr ausüben dürfe. Er sei aber der Meinung gewesen, daß das Mädchen 16 Jahre alt sei, was ihm auch die anderen Burschen von ihr gesagt hätten. Er behauptet weiter, noch nie Sexualverkehr durchgeführt zu haben, da, wie er durch deutliche Gesten anzeigt, durch einen solchen Verkehr die Frau schwanger würde. Er hätte auch nie mit Tieren Geschlechtsverkehr durchgeführt. Im Gegensatz zu einer Aussage vor der Behörde bestreitet er, daß es mit der W. damals zu einem wirklich ausgeführten Sexualakt gekommen wäre und meint, das Mädchen hätte sich das zweitemal gar nicht so besonders gewehrt. Fragen, die das dem Pat. adäquate Wissen betreffen, werden im allgemeinen richtig beantwortet. Er weiß, wann gesät, wann geerntet werden muß, er kann genau angeben, welche Getreidesorten im Frühjahr, welche im Herbst gesät werden, über die Pflege der ihm anvertrauten Tiere, die er anscheinend sehr gerne hat, ist er genau informiert. Er kennt den Tagesablauf am Hof seines Bauern genau, geht sonntags erst in die Kirche, dann ins Wirtshaus und besonders gerne ins Kino. Er trinkt selten und dann nur einige Viertel Wein, raucht 10 bis 15 Zigaretten täglich.

Neurologisch findet sich ein vollkommen normaler Befund. Röntgen des Schädels ergibt nichts Auffälliges, das EEG. ist normal. Der Ohrbefund ergibt beiderseitige Taubheit und vestibuläre Unerregbarkeit. Wassermann im Blut ist negativ. Die psychologische Untersuchung: Intelligenzuntersuchung: Da der Pat. neben seiner Taubstummheit nur sehr schlecht liest und schreibt, wurde ein sprachfreier Zeichentest zur Untersuchung der Intelligenz angewendet. Daneben auch einfachstes Rechnen (Addieren und Subtrahieren). Auf Grund dieser Untersuchung läßt sich eine intellektuelle

Unterbegabung im Sinne einer mittleren Debilität annehmen. Es ist aber der Intelligenzgrad nicht genau zu objektivieren. Zulliger Test: Projektion aggressiver und möglicherweise psychopathischer Züge (Tendenz zu Zwischenfigurantworten, ausgesprochen primitive Persönlichkeit). Auch in diesem Test wegen der geringen Zahl der Antworten genaue Persönlichkeitsbestimmung nicht möglich. Zusammenfassung: Intellektuell unterbegabt im Sinne einer mittleren Debilität. Im Projektionstest Hinweise auf mögliche psychopathische und aggressive Züge.

Gutachten: Auf Grund der Verhaltensweise des Georg H., der diversen prüfenden Explorationen während seines Aufenthaltes an der Psychiatrischen Klinik und der psychologischen Untersuchung konnte festgestellt werden, daß der Genannte an einer Schwachsinnsform nicht allzu schweren Grades leidet. Wie meist bei Taubstummen, ist man auch im Falle H. erst geneigt, seine Intelligenz zu unterschätzen und es gelingt erst nach längerer Beobachtung, die richtige Beurteilung zu finden. Er ist selbstverständlich geistig nicht vollwertig, aber doch so weit intellektuell leistungsfähig, um zu wissen, daß ein Mann eine Minderjährige, noch dazu unter Anwendung von Gewalt, nicht sexuell mißbrauchen darf. Dieses Wissen gibt H. auch zu. Nun müssen aber folgende Umstände berücksichtigt werden:

1. Auch ein leicht Schwachsinniger ist nicht nur intellektuell unterbegabt, sondern kann auch infolge dieses Mangels sein Affekt- und Triebleben weniger beherrschen als ein Vollsinniger. 2. Ein Taubstummer wird von der Umwelt meist für dümmer gehalten als er tatsächlich ist, bei vorhandener Debilität (angeborenem Schwachsinn) noch mehr unterschätzt und daher leicht in die Rolle des Dorftrottels gedrängt, mit dem man sich allerhand Späße erlauben kann. So wurde auch H., noch dazu unter Alkoholeinwirkung, welche den Sexualtrieb verständlicherweise steigerte, von anderen zu deren Belustigung auf ein minderjähriges Mädchen gehetzt. Man kann nun von einem auch nur leicht Schwachsinnigen, der in ausgeglichener Stimmung, nicht alkoholisiert und unbeeinflußt wohl weiß, daß die ihm angelastete Tat strafbar ist, nicht verlangen, daß er in alkoholisiertem Zustand, sexuell erregt und von Vollsinnigen, die vielleicht sonst seine Vorbilder sind, zu einem Sexualdelikt animiert und aufgereizt, dieselbe Einsicht haben kann. Alle diese Momente verdienen bei Beurteilung der Tat des Georg H. Berücksichtigung, wenn auch sein Schwachsinn keinen so schweren Grad erreicht hat, daß ihm unter gewöhnlichen Umständen die Einsicht für das Strafbare seiner Tat fehlte.

Von einem gewissen Interesse ist *Leo W.* (Fall 19), sicherlich ein Manisch-Depressiver, von dem bekannt war, daß vor seinen inkriminierten Handlungen zumindest eine hypomanische Phase abgelaufen war. Eine zweite Phase führte 5 Jahre nach Erstattung des Gutachtens zur Internierung an der Wiener Psychiatrischen Klinik. Die verbrecherischen Handlungen waren aber mit Sicherheit in einer Zeit begangen worden, in der weder eine manische noch eine depressive Verstimmung bestanden hatte.

Fall 20. Eduard St., 18 Jahre alt, Landarbeiter, steht wegen einer Reihe unsittlicher Handlungen, welche er mit Tieren und Kindern durchgeführt hat, unter Anklage. Er hat sich in etlichen Fällen an kleinen Mädchen durch Betasten und Belecken des Geschlechtsteiles strafbar gemacht. Über seinen Geisteszustand liegen 2 Gutachten vor, die den St. als hochgradig schwachsinnig erkennen, aber die Zurechnungsfähigkeit desselben verschieden beurteilen. Dr. Th. kommt zu dem Schluß, daß St. wegen seiner hochgradigen Geistesschwäche des Gebrauches der Vernunft ganz beraubt und damit nicht zurechnungsfähig sei. Dr. St. dagegen ist der Ansicht, daß der Untersuchte doch verantwortlich wäre. Zur Erstattung des Fakultätsgutachtens wurde Eduard St. vom 8. bis 25. Oktober 1954 an der Wiener Psychiatrischen Universitätsklinik beobachtet. Die Mutter des Untersuchten, Rosa St., machte über die Familie bzw. ihren Sohn Eduard folgende Angaben: Der Vater war Trinker, die Mutter selbst hat dreimal dieselbe Volksschulklasse besucht und wurde nicht hauptschulfähig. Alle Brüder des Vaters waren Trinker, haben aber alle einen Beruf erlernt. Ein Bruder des Vaters hat epileptische Anfälle, die Eltern und Geschwister der Mutter werden als im wesentlichen unauffällig geschildert. Der zu untersuchende Eduard St. hat 8 Geschwister. Der älteste Bruder Karl, der angeblich ein guter Schüler war, ist Trinker. Der zweite Bruder Stefan starb mit $3^1/_2$ Jahren, ist gelähmt, stumm und taub auf die Welt gekommen. Der dritte Bruder Josef, der jetzt Hilfsarbeiter ist, hat mit Mühe die Volksschule abgeschlossen. Die Schwester Elfriede, nach einer Hirnhautentzündung schwachsinnig geworden, ist drei- bis viermal sitzengeblieben. Das 5. Geschwister, eben der zu untersuchende Eduard, war angeblich bis zum 3. Lebensjahr gesund, hatte damals Scharlach. Seither sei er, wie die Mutter meint, mit den Nerven schwach. Er hätte die Hilfsschule besucht, sei aber auch dort nicht mitgekommen. Am Schulweg hätte er sehr häufig etwas verloren und habe nur mit Mühe seinen Namen schreiben gelernt. Er sei äußerst leicht lenkbar und leicht beeinflußbar, habe immer brav gearbeitet, sei gutmütig. Wenn ihm die großen Buben z. B. anschaffen, er solle in den Bach springen, so tue er dies aus Angst vor ihnen sofort, traue sich aber dann mit den durchnäßten Kleidern nicht nach Hause. Vom Bauern, bei dem er arbeitet, sei er oft geschlagen worden, weil er in seiner Dummheit immer Dinge gemacht habe, die diesen ärgerten. Die Mutter weiß nur, daß er gerne und oft mit kleinen Kindern fortgegangen sei. Von unzüchtigen Handlungen hätte sie bis jetzt nichts gewußt. Allerdings haben ihr die Leute gesagt, sie solle besser auf den Edi aufpassen. Ein 6. Geschwister Anna, derzeit 15 Jahre, geht in die 3. Hauptschulklasse und ist schon zweimal sitzengeblieben. Die 10jährige Erika, derzeit in der 4. Volksschulklasse, ist einmal sitzengeblieben. Die 8jährige Erna, hochgradig schwachsinnig, ist nicht schulfähig. Der 1jährige Erwin stammt von einem anderen Vater und ist bisher unauffällig. Außer den angeführten 9 Lebendgeburten hatte die Mutter 2 Abortus im 3. und 5. Monat. Venerische Erkrankungen werden von der Mutter negiert. Alkohol trinke sie nicht.

Während der Beobachtungszeit an der Psychiatrischen Klinik war St. persönlich wohl orientiert, zeitlich und örtlich aber nur mangelhaft. Über Zeitbegriffe ist der Pat. nur lückenhaft informiert. Er weiß nicht das aktuelle

Datum, aber es ist ihm auch nicht klar, wie viele Tage eine Woche, wie viele Wochen ein Monat, wie viele Monate ein Jahr hat, so daß seine Desorientierung auf den Mangel von Wissen über die Zeiteinteilung zurückzuführen ist. Auch die örtliche Orientierung ist deswegen gestört, weil dem Pat. seine Situation nicht klar ist und er sich begriffsmäßig unter einem Krankenhaus, insbesondere unter einer geschlossenen Abteilung, kaum etwas vorstellen kann. Die an ihn gestellten Fragen werden nur mangelhaft verstanden, die Antworten sind mangelhaft, häufig gar nicht zur Sache gehörend, sein Gehaben ist stumpf und schwerfällig. Stimmungsmäßig freundlich, war er die ganze Zeit leicht lenkbar. Er berichtet, daß er in H. geboren sei und 3 Klassen einer Schule besucht habe. Später wäre er als Landarbeiter tätig gewesen, der Vater sei vor einem Jahr gestorben. Alle seine Geschwister seien so wie er in der Schule schlecht mitgekommen und vorzeitig ausgetreten. Er arbeite seit längerer Zeit beim Bauer L. und habe das Essen und Quartier sowie 300 S monatlich. Er habe immer fleißig gearbeitet. Vor 2 Jahren etwa habe er zum erstenmal an einer liegenden Kuh unsittliche Handlungen begangen. Mit Kindern hätte er sich schon früher, als er noch zu Hause war, abgegeben; dabei habe er sich immer Mäderln ausgesucht, die etwa 3 oder 5 Jahre alt waren. Er habe von ihnen verlangt, daß sie sich bücken sollen und während er die Hoserln der Kinder betrachtet habe, habe er sich gezupft. Es sei auch vorgekommen, daß er die Hoserln berochen habe, weil ihn das so gefreut hätte. Er habe die Kinder nie mit der Hand berührt, weil das ja verboten ist. Ebenso habe er die Kinder nicht mit seinem Genitale berührt. Er würde täglich mehrere Male zupfen, weil ihm das Spaß macht und weil es gut sei. Auf die Frage, warum er alle diese Handlungen gemacht hätte, da sie doch verboten wären, sagt er, das hätte ihm noch nie jemand gesagt. Er würde es in Zukunft nicht mehr tun, sondern sich mit großen Mädchen beschäftigen. Auf Anzeige seines Bauern sei er verhaftet worden, weil ihn dieser bei der Kuh erwischt habe. Der Bauer hätte ihn durchgehaut und dann sei er noch verhaftet worden. Er hätte aber alles gesagt. Er erzählte dann wieder, daß ihm einmal ein älteres Mädchen gefallen hätte, aber an diese habe er sich nicht herangetraut. Es ist ihm vollkommen unverständlich, warum eigentlich sexuelle Handlungen mit Kindern unstatthaft sind. Ein Appell an das ethische Empfinden des St. ist zwecklos, weil er dafür überhaupt kein Verständnis hat. Er meint, daß ihm die Vorfälle wohl leid tun und daß er das nicht mehr machen werde.

Der neurologische und interne Befund ist im wesentlichen normal. Wassermann im Blut negativ. Der psychologische Test in der Zusammenfassung ergibt hochgradige Debilität, Grenze der Imbezilität (I. Q. um 50), im Rorschach-Versuch Hinweis auf eine etwas depressive, möglicherweise zykloide Persönlichkeit mit eher psychopathischen Zügen. Im Vordergrund das oligophrene Bild. Zahlreiche Infantilismen. Zeichen der sexuellen Hemmung im Szondi-Versuch.

Gutachten: Die klinische Beobachtung und die psychologischen Tests haben eindeutig ergeben, daß Eduard St. in hohem Ausmaß schwachsinnig ist, so daß man ihn als Imbezillen bezeichnen muß. Jeder Schwachsinnige hat nicht nur ein Minus an Intellekt, Wissen und Lebenserfahrung, sondern auch an ethischem Empfinden. Dazu kommt, daß das Trieb- und Affektleben durch die erwähnten Mängel viel weniger beherrschbar sind als beim Vollwertigen. So ist auch dem St. nicht verständlich, warum die von ihm begangenen unsittlichen Handlungen verboten sind und bestraft werden. Es fehlt dem Imbezillen St. die Einsicht für das Strafbare seiner Handlungen. Er war zur Zeit seiner Delikte imbezill, ist es jetzt und wird es in Zukunft bleiben. Er ist somit des Gebrauches seiner Vernunft dauernd beraubt. Da eine Besserung seines Zustandes nicht möglich ist, aber die Wahrscheinlichkeit besteht, daß er auch in Zukunft Sittlichkeitsdelikte begehen wird, wird empfohlen, St. dauernd in einer geschlossenen Anstalt zu internieren.

Fall 21. Das Gutachten über Franz P., 16 Jahre alt, wird deswegen gefordert, weil zwei miteinander nicht ganz konforme gutachtliche Äußerungen vorliegen. Das erste, von Dr. A., kommt zu dem Schluß, daß bei P. die Voraussetzungen des § 10 JGG. vorliegen. P. wäre infolge seiner psychopathischen Wesensart in der Fähigkeit, das Verbotene seines Tuns klar einzusehen, beträchtlich eingeschränkt und man müsse annehmen, daß er daher nicht die Fähigkeit hatte, gemäß einer — wenn auch unklaren Einsicht, entsprechend zu handeln. Diese Bedingungen seien bei dem Jugendlichen nicht nur in bezug auf seine sexuellen Verfehlungen, sondern auch für die Eigentumsdelikte gegeben. Dieses Gutachten, abgefertigt am 26. Dezember 1955, wurde vom Begutachter in der Hauptverhandlung vom 28. Februar 1956 nochmals mündlich vertreten bzw. ausgeführt. Das zweite Gutachten von Dr. St. unter dem Datum des 5. April 1956 kommt zu der Konklusion, daß betreffs der Sittlichkeitsdelikte die Voraussetzungen des § 10 JGG. bei P. wohl gegeben seien, nicht aber für die zur Last gelegten Diebstähle. Die Anklage ist erhoben wegen Unzucht wider die Natur nach § 129 Ib StG. und wegen Verbrechens des Diebstahles nach §§ 171 und 173 StG. Der derzeit 79jährige Mitangeklagte Karl N. ist bereits rechtskräftig verurteilt.

Der Jugendliche Franz P. war zur Beobachtung seines Geisteszustandes vom 5. bis 16. November 1956 an der Psychiatrischen Universitätsklinik Wien stationär aufgenommen. Während seines ganzen Aufenthaltes war er voll orientiert, kontaktfähig, zeigte geordneten Gedankenablauf und entsprechende ausgeglichene Stimmungslage, verhielt sich auf der Abteilung ruhig und situationsgemäß, sprach zusammenhängend, eher ausführlich. Er gibt an, daß er wegen § 129 und Diebstählen in gerichtliche Untersuchung gekommen sei. Seit 8. August 1955 sei er in Kaiser-Ebersdorf untergebracht, vorher war er in Eggenburg und verschiedenen anderen Heimen. Als Kind soll er, wie ihm die Mutter erzählte, Anfälle gehabt haben, und zwar zu einer Zeit, als er noch nicht in die Schule ging. Er selbst könne sich nur an einen Anfall erinnern, bei welchem ihm Schaum vor den Mund gekommen sei und wo er dann bewußtlos gewesen wäre. Auch dieser Anfall war zu einer Zeit aufgetreten, als er noch nicht schulpflichtig war. Mit ungefähr 9 Jahren sei er von daheim weggekommen. Die Mutter hätte ihn weggegeben, weil er in der Schule nichts gelernt und keine Aufgaben gemacht habe, da er sich nachmittags immer mit anderen herumgetrieben hätte. Er sei ein uneheliches Kind und kenne den eigenen Vater überhaupt nicht, wohl aus dem Grund, weil seine Mutter bald nach seiner Geburt einen anderen Mann geheiratet hätte, der ihn adoptierte. Der Stiefvater sei 1945 nach Kiel gegangen und nicht mehr zurückgekehrt. Er könne sich an diesen nur ganz ungenau erinnern. 1945 oder 1946 hätte sich seine Mutter scheiden lassen und verdienen gehen müssen. Er sei daher nach der Schule immer sich selbst überlassen geblieben. Die Mutter habe sich dafür eingesetzt, daß er in ein Heim komme, was er seiner Mutter gar nicht übelnehme. Es habe ihm aber in den Heimen nie sehr gut gefallen. Am besten war noch das Schülerheim in Eggenburg, von welchem er auch nur einmal in der Zeit von $3^1/_2$ Jahren, die er dort aufgenommen war, durchgegangen sei. In der ersten Hauptschulklasse sei er sitzengeblieben; nach Abschluß der Pflichtschule sei er in ein Lehrlingsheim gekommen, habe zunächst einige Tage bei einem Bäcker gearbeitet, dann in einer Glasschleiferei, wo es ihm eigentlich gut gefallen hätte. Infolge eines Hautausschlages, den er bei dieser Tätigkeit erworben hatte, mußte er diesen Beruf aufgeben, obwohl er ihm zugesagt hätte. Anschließend wäre er bei einem Holzbieger in die Lehre gekommen, was ihn aber überhaupt nicht interessierte und er hätte diese Lehre nur angenommen, weil er nichts anderes fand. Auch dort sei er nicht lange geblieben, sei wieder durchgegangen und schließlich in das Lehrlingsheim Eggenburg gekommen. Auch dort wäre er einige Male durchgegangen, weil man ihn als Hausarbeiter verwendet hätte. Schließlich sei er dann im Sommer vergangenen Jahres in Kaiser-Ebersdorf gelandet. Dort lerne er Maler und Anstreicher und hoffe, nach 18 Monaten entlassen zu werden, da er sich gut führe, was er aus den Führungsberichten wisse. Falls man ihn nicht auslassen sollte, werde er sich schon selbst weiterhelfen, denn er habe genug von den Heimen. Er brauche nicht immer jemanden, der hinter ihm stehe und sage, was er zu machen habe. Er wolle sein eigenes Leben führen, sein eigenes Kabinett haben, Maler und Anstreicher bis zur Gesellenprüfung auslernen und dann weiter in der Glaserei arbeiten, weil ihn diese Arbeit mehr interessiert und man dabei gut verdiene. Mit 21 Jahren möchte er die Fahrprüfung machen und dann als Fernlastfahrer weiterarbeiten.

Den Herrn N., mit dem es zu den Sittlichkeitsdelikten kam, deretwegen P. unter Anklage steht, kenne er seit seiner Kindheit. Zunächst habe er als Bub Besorgungen für ihn gemacht und N. habe ihm dafür immer eine Kleinigkeit gegeben. Mit etwa 8 oder 9 Jahren sei es zu den ersten Unzuchtshandlungen gekommen, die von N. ausgingen und vor allem in wechselseitiger Masturbation bestanden (sie sind in ihren Details im Gerichtsakt bzw. den Befunden der Vorbegutachter beschrieben). Die Unzuchtshandlungen wurden in der Folgezeit laufend wiederholt und er hätte im Anschluß daran immer von N. einige Schillinge geschenkt bekommen, weswegen er auch immer wieder zu dem alten Mann hingegangen sei. Als er in Heimen untergebracht war, sei er, wenn er durchging, auch ständig zu N. gegangen, ja, er sei auch durchgegangen, um den N. zu besuchen und von diesem Geld oder andere Geschenke, besonders Kleidungsstücke, zu erhalten. Dafür kam es zu Gegenleistungen auf sexuellem Gebiet. Er gibt zu, daß er N. auch Geld gestohlen habe, könne aber nicht mehr genau sagen, seit wann, und er hätte es immer nur im Anschluß an die Unzuchtshandlungen gestohlen und auch dann nur, wenn er Geld für sich zum Leben brauchte. Er mußte ja, wenn er durchgegangen war, im Hotel schlafen, daß er bezahlen mußte. Auch Kleidungsstücke hätte er bei seinen Schäferstündchen mit N. gestohlen. Einmal habe er auch seiner Mutter, als er auf der Flucht war, ein Paar Schuhe gestohlen. Sonst hätte er nie einen Diebstahl begangen und auch nie Unzuchtshandlungen mit anderen Personen. Spaß hätten ihm diese Handlungen eigentlich nicht gemacht und er hätte sich später mit N. nur eingelassen, weil er eben Geld benötigte. Er meint, daß er im ungefähren Alter von 13 Jahren draufgekommen wäre, daß diese Unzuchtshandlungen mit N. strafbare Handlungen wären. Er betont, daß ihn Burschen sexuell eigentlich gar nicht interessieren und daß er sich mit Mädchen besser verstehe. Er habe auch schon mehrere Bekanntschaften gehabt, wie das halt seinem Alter entspreche und hätte auch schon mit Mädchen sexuell verkehrt. Jetzt habe er eine Freundin, mit der er sich gut verstehe, mit der er tanzen gehe, die aber 23 Jahre alt sei. Mit dieser habe er aber kein Verhältnis. Betreffs der Diebstähle gibt P. ohne weiteres zu, daß er sich immer im klaren war, daß diese Diebstähle eine strafbare Handlung darstellen. Er meint, daß es ihm lieber wäre, wenn er — wie er sich ausdrückt — ins Kittchen käme, denn dort würde er auf eine abgrenzbare Zeit sitzen und käme dann frei, während er im Heim auf unbestimmte Zeit bleiben müsse. Er ersucht am Schluß einer Unterredung, man möge ihm helfen, daß er möglichst bald aus dem Heim entlassen würde.

Der körperliche Befund ergibt bis auf Zeichen einer starken Allgemeinentwicklung, wobei besonders die Entwicklung der Geschlechtsorgane auffällt, nichts Pathologisches. Das Elektroenzephalogramm ergibt in seiner Zusammenfassung: Dysrhythmisches EEG., keine Herdzeichen. Der Wassermann im Blut und der interne Befund sind negativ. Die psychologische Untersuchung ebenfalls in ihrer Zusammenfassung: Intellektuell durchschnittlich begabt (I. Q. 112). Im Rorschach-Versuch Hinweise auf eine hysteriforme Persönlichkeit mit psychopathischen Zügen. Im Vordergrund ausgeprägte aggressive Persönlichkeitsmerkmale. Anzunehmende Spannung zur Umgebung, soziale Unangepaßtheit. Mögliche pseudologische Tendenzen. Affektinadäquat im Sinne einer Labilität.

Gutachten: Es soll festgestellt werden, ob Franz P. aus besonderen Gründen noch nicht reif genug war, das Unrechtmäßige seiner beiden Delikte — Unzucht wider die Natur und Diebstahl — einzusehen, oder nach dieser Einsicht zu handeln bzw. ob er die dazu nötige Reife schon besaß. Die „besonderen Gründe" sind ererbte Defekte, Verwahrlosung, Krankheit, Unterernährung und andere, die Entwicklung störende Einflüsse. Auf Grund der Untersuchung und Beobachtung des Jugendlichen an der Wiener Psychiatrischen Universitätsklinik konnten weder ererbte Defekte noch eine körperliche oder psychische Erkrankung noch Unterernährung oder Folgen einer solchen festgestellt werden. Wohl aber liegen Zeichen einer psychischen Verwahrlosung und besondere, die seelische Entwicklung störende Einflüsse vor. Erstere manifestiert sich wohl vorwiegend milieubedingt im Versagen in der Schule, dem ständigen Wechsel des Arbeitsplatzes, den häufigen Entweichungsreaktionen, dem Mangel an ethischem Gefühl, der fehlenden Zielstrebigkeit, der Gemütskälte und Oberflächlichkeit. Die psychische Entwicklung nun wurde ganz wesentlich in negativem Sinne durch den greisen N. beeinflußt, der den Untersuchten seit frühester Kindheit zu homosexuellen Akten mißbrauchte. Es wurde dadurch seine sexuelle Entwicklung gerade zur Zeit der auf diesem Gebiet so empfindsamen Pubertät schwer geschädigt und dem Burschen eine perverse Sexualität laufend aufoktroyiert. Beide angeführten Umstände, die Verwahrlosung und die ständige geschlechtliche Verführung, ließen aus dem jungen P. bei Postulierung einer entsprechenden Veranlagung eine ethisch defekte, psychopathische Persönlichkeit entstehen, welcher jedes Gefühl dafür fehlen mußte, die von ihr seit der Kindheit regelmäßig unter Patronanz eines Erwachsenen geübten

Perversionen könnten eine strafbare Handlung darstellen. Für die Sittlichkeitsdelikte treffen somit die Voraussetzungen des § 10 JGG. bei dem Untersuchten zu. Nicht so bei den Eigentumsdelikten, da ihm das Gebot „Du sollst nicht stehlen“ wohlbekannt war, ein Gebot, das auch kleine Kinder wohl verstehen und respektieren. Es ist ein großer Unterschied in der Verstehbarkeit eines Eigentums- und eines Sittlichkeitsdeliktes bei einem jungen Menschen, wenn ihm auf der einen Seite ein klares Verbot gegenübersteht, er auf der andern Seite aus der Erfahrung aber nur Perversionen kennt. Die fehlende Einsicht für das Verbrecherische des Diebstahls wäre nur dann gegeben, wenn P. geisteskrank, hochgradig schwachsinnig oder in einem Milieu aufgewachsen wäre, in dem das Stehlen, wie z. B. bei Zigeunern, positiv bewertet wird. Da von diesen drei Möglichkeiten aber keine besteht, erscheinen die Voraussetzungen des § 10 JGG. für die Eigentumsdelikte bei Franz P. nicht gegeben.

Überblickt man die oben teilweise ausführlich dargestellten Gutachten wegen Sexualdelikten, so gliedern sich diese in 4 nach § 129 b (Unzucht wider die Natur mit Personen desselben Geschlechtes) und in 3 Fälle von versuchter bzw. vollbrachter Notzucht und Schändung. In einem Fall Schändung kombiniert mit Unzucht wider die Natur mit Tieren. Dazu kommen noch die beiden, schon unter den Blutverbrechen in Tabelle 1 dargestellten Fälle 6 und 7, wobei der eine ein latent Homosexueller war und der andere Notzucht und Schändung an einem weiblichen Kinde beging. Drei Sexualverbrecher, die Fälle 14, 15 und 16 behaupteten für ihre Tat Erinnerungslücken, wobei die von den beiden ersten angegebenen, sie begingen ihre homosexuellen Handlungen in alkoholisiertem Zustand, glaubhaft blieben, während die Erinnerungslücke des P. sicher simuliert war. Von den angeführten Personen, die Sexualdelikte begingen, ist ein hoher Prozentsatz tatsächlich geisteskrank. Leo W. wohl nur periodisch — er ist manisch-depressiv —, hatte die Delikte außerhalb einer manischen oder depressiven Phase begangen. Dagegen war Fall 20, Eduard St., so hochgradig oligophren, daß man bei ihm annehmen mußte, er sei des Gebrauches der Vernunft dauernd beraubt und damit dem § 2 a StG. zu subsumieren. Dasselbe gilt für den leukotomierten Schizophrenen, während bei Georg H., Fall 18, der taubstumm ist, der Schwachsinn als nicht so hochgradig angesehen werden konnte, daß er ihn gehindert hätte, das Strafbare seiner Tat einzusehen. Von besonderem Interesse ist der Jugendliche Franz P., über den in der Ausschußsitzung, in welcher der Entwurf des Fakultätsgutachtens verlesen wurde, eine sehr lebhafte Debatte abgeführt wurde. Es wurden Einwände erhoben, man könne bei einer Person zwei Delikte nicht mit verschiedenen Maßstäben messen und müsse, wenn man die homosexuellen Delikte unter Hinblick auf die Verwahrlosung des Jugendlichen entschuldige und dem § 10 JGG. subsumiere, den Jugendlichen für die Eigentumsdelikte ebenso beurteilen. Man müsse somit für beide Delikte den § 10 JGG. annehmen. Ein anderer Diskussionsredner wollte den Burschen für beide Verbrechen verantwortlich machen. Die Argumente, welche die verschiedene Beurteilung der Delikte veranlaßte, sind in dem oben zitierten Fakultätsgutachten angeführt.

Es zeigt sich somit, daß bei 8 Sexualdelikten zusätzlich 2 Blutverbrechen, welche mit sexueller Abwegigkeit in Zusammenhang standen, 2 Personen als ihrer Vernunft dauernd beraubt zu bezeichnen waren. Eine Person war leicht schwachsinnig, eine weitere manisch-depressiv zur Zeit der Tat, aber im freien Intervall. Schließlich konnte bei einem Jugendlichen für die homosexuellen Handlungen unter Hinblick auf seine Verwahrlosung der § 10 JGG. angenommen werden. Die übrigen 5 Sexualdelikte wurden von verschiedenartigen psychopathischen, aber sicherlich nicht geisteskranken Individuen ausgeführt. Somit war bei keiner anderen Verbrechensart der Prozentsatz an Geisteskranken so hoch wie bei den Sexualdelikten.

Die letzten beiden Gutachten (Fall 22 und 23) lassen sich nicht in die bisher gebrachten Gruppierungen von Verbrechen einordnen und seien daher separat dargestellt (Tabelle 5).

Tabelle 5. *Andere Delikte*

22. Anton B. *Verletzung der Menschenwürde und der Menschlichkeit (Folterung von Häftlingen)*	*Dg.* Paranoia, zur Zeit der Verbrechen nicht geisteskrank. Internierung dauernd!
23. Marie H. *Boshafte Sachbeschädigung mit Gefährdung des Lebens und der Gesundheit von Mitmenschen*	*Dg.* Paranoid-querulatorische Reaktion (abgeklungen), exkulpiert

Fall 22. Der Anton B., geboren 1907, steht unter Anklage, seit 1933 als illegales Mitglied der NSDAP., als Angehöriger der SS. und als „Alter Kämpfer“ anerkannt gewesen zu sein und dann als Gestapobeamter bei Verhören Häftlinge gefoltert und mißhandelt zu haben, wodurch er die Gesetze der Menschlichkeit und die Menschenwürde gröblich verletzt hätte. Auf Grund der verschiedenen, im folgenden noch zu diskutierenden psychiatrischen Gutachten wurde eine Verhandlung über B. noch nicht abgeführt und außerdem wieder auf Grund eines Gutachtens, diesmal des Dr. F. St., das Strafverfahren gegen B. abgebrochen und er am 10. Februar 1951 aus der Haft entlassen.

Über den Geisteszustand des Untersuchten liegen eine Reihe von Gutachten vor. Das erste vom Oktober 1947 von Dr. B. gezeichnet, ein zweites vom Dezember 1947 von Dr. S. verfaßt. Beide Gutachten decken sich im wesentlichen und sprachen damals von einer Haftpsychose, die die Verhandlungsfähigkeit des B. ausschließt und seine Internierung in einer geschlossenen

Anstalt notwendig macht. Ein weiteres Gutachten von Dr. St. kommt zu dem Schluß, daß in dem gegenständlichen Falle eine „echte Psychose" vorliegt, welche eine schlechte Prognose hätte. Dr. St. spricht in seinem Gutachten im Februar 1951 bei B. von einer paranoiden Entwicklung im Sinne eines psychopathischen Querulantenwahns, betont, daß zur Zeit der angelasteten Straftaten eine Geisteskrankheit nicht vorlag und weiters, daß zur Zeit seiner Untersuchung eine Simulation nicht in Frage käme. Ein weiteres Gutachten, gezeichnet von Dr. B. und Dr. St. vom November 1953, kommt zu dem Schluß, daß der Inkulpant ein mit einer voll entwickelten chronischen Geistesstörung behaftetes Individuum sei, einer Geistesstörung, welche im Lauf des Verfahrens aus einer Haftreaktion hervorgewachsen ist. Er wird als weder verhandlungs- noch haftfähig bezeichnet. Eine letzte gutachtliche Äußerung von Dr. D. aus dem Dezember 1954, welche anläßlich des Antrages auf Umwandlung der vollen in eine beschränkte Entmündigung des B. gegeben wurde, spricht von einer paranoiden Geistesstörung, die zwar nicht als abgelaufen, wohl aber als — infolge einer eingetretenen affektiven Entspannung — wesentlich gebessert bezeichnet wird.

Anton B. wurde zwecks Erstattung dieses Gutachtens vom 10. bis 21. Juni 1955 an der Wiener Psychiatrischen Universitätsklinik stationär beobachtet. Bei der Aufnahme und der ersten Exploration war der Untersuchte äußerst erregt, geriet des öfteren bei verschiedenen Anlässen, so z. B. bei Erwähnung seiner Einweisung auf den Steinhof, oder wenn die Rede auf seine geschiedene Gattin kam, in heftigste Erregung, schlug mit der Faust auf den Tisch, lief rot an, war aber meist wenige Sekunden danach wieder beruhigt und beherrscht. Bei späteren Unterredungen, vor allem, wenn man den Pat. auf das Unsinnige seiner Verhaltungsweise aufmerksam macht, verhält er sich ruhig und macht seine Angaben in zusammenhängender, überlegter Weise. In der Folgezeit war B. in jeder Hinsicht voll orientiert, die Affektlage eher ausgeglichen, aber immer noch labil mit Neigung zu zornmütigen Ausbrüchen. Der Gedankenablauf außer der Zornausbrüche geordnet, dabei auffällig die Neigung des Pat., ihm selbst wichtig erscheinende Themen bis in das letzte Detail zu besprechen, wobei öfters ein ausgesprochenes Monologisieren in Erscheinung tritt. Diese Themen beziehen sich auf seine Schuldlosigkeit, weiters auf die schlechte Behandlung in verschiedenen Berufen, welche er inzwischen ausgeübt hätte und vor allem auf das Verhalten seiner geschiedenen Gattin. Bei groben Prüfungen über Allgemeinwissen, Merkfähigkeit und ähnlichem, gibt der Pat. öfters durch Worte und Gebärden seinen Unwillen kund, daß derartige Fragen gestellt würden. In der Familie sind keine Nerven- oder Geisteskrankheiten bekannt; Pat. soll im 2. Jahr Fraisen gehabt haben. Er war im wesentlichen körperlich immer gesund; auf die Frage nach Geschlechtskrankheiten gibt er an, er selbst sei nie krank gewesen, aber sein Vater sei an Lues gestorben und auch die Mutter wäre infiziert gewesen. Pat. war Musikstudent, ging dann als Musiker zum österreichischen Bundesheer und wurde 1938 nach dem Umsturz in den nationalsozialistischen Staatssicherheitsdienst übernommen. Er war SS-Führer und während des Krieges in Wien in einer Abteilung beschäftigt, welche die Bekämpfung der Fallschirmspione über hatte. Dort hätte er den Rang eines Sekretärs innegehabt mit 3 oder 4 Untergebenen und hätte hie und da auf Befehl strenge Verhöre durchgeführt. Soweit es ihm möglich gewesen wäre, hätte er versucht, den Häftlingen das Leben leichter zu machen und er will auch einige Leute vor dem Tod errettet haben. Es sei hier vermerkt, daß B. durch Aussagen von Zeugen einerseits sehr belastet wird, er hatte unter anderem bei den

Häftlingen den Namen „der Schläger", anderseits wieder Aussagen vorliegen, die bestätigen, daß er eine Reihe von jüdischen Häftlingen geschützt habe. In der weiteren Exploration meint B., da er Idealist gewesen sei, blieb er bis zu den letzten Kriegstagen im Amt, flüchtete dann nach Tirol und verdingte sich schließlich bei einem Bauern als Knecht. Da er aber überall den Verdacht eines politisch Verfolgten erweckte, meldete er sich schließlich freiwillig bei der Polizei in Wien. Vom 8. Jänner 1946 an war er durch etwa 2 Jahre Untersuchungshäftling und wurde dann, ohne daß eine Gerichtsverhandlung stattgefunden hätte, für zirka 3 Jahre auf den Steinhof geschickt. Dort habe man ihn gut behandelt und er sei eigentlich gerne dort gewesen. Schon in den ersten Monaten nach seiner Verhaftung habe aber das bis dahin gute Verhältnis seiner Frau ihm gegenüber sich wesentlich geändert. Seine Frau habe sich auffallend geschminkt, ihn kaum besucht, wenig Freude beim Wiedersehen mit ihm gezeigt und, wie er öfters beobachten konnte, sich auffallend gut mit verschiedenen Richtern und anderen Juristen unterhalten. Schließlich kam er langsam zur Einsicht, daß seine Frau einen leichtfertigen Lebenswandel führe, Beziehungen zu männlichen Personen unterhalte, welche ihr finanzielle Unterstützung geben konnten und es sei nur verständlich, daß seine Frau, die infolge seiner Inhaftierung dauernd mit Richtern und Anwälten zu tun hatte, auch ihre Liebhaber aus diesen Kreisen beziehe. Dies sei so weit gegangen, daß sogar der ehemalige Justizminister sich für seine Frau zu interessieren begann und schließlich ein jahrelanges Verhältnis mit ihr unterhielt. Auch nach seiner ersten Entlassung vom Steinhof ging dieses Verhältnis weiter und er erzählt, daß er mehrfach, immer wenn der Minister von einer Dienstreise zurückkam, knapp vor oder nach der Rückkunft des Ministers über Veranlassung seiner Frau „Am Steinhof" interniert wurde. Dies wäre deshalb so leicht gewesen, weil er ja unter Vormundschaft stünde. Bis zur Scheidung vor einem Jahr habe seine Frau auf diese Art und Weise noch viermal seine Unterbringung „Am Steinhof" veranlaßt, ohne daß irgendwelche Gründe dafür vorgelegen wären. Tatsächlich wurde B. nach seiner Beurlaubung vom Steinhof, wie es üblich ist, alle 6 Monate wieder in diese Anstalt aufgenommen um feststellen zu können, ob die weitere Belassung in Freiheit verantwortet werden kann. Diese viermalige Aufnahme erfolgte also nicht über Betreiben der geschiedenen Gattin des Pat., sondern auf Veranlassung der Heil- und Pflegeanstalt „Am Steinhof".

In Fortsetzung seiner Erzählung gibt der Untersuchte an, daß er nach seiner Beurlaubung vom Steinhof als Vertreter bei verschiedenen Firmen tätig war, aber immer bald Schwierigkeiten hatte, da man überall draufkam, daß er Kriegsverbrecher und Steinhof-Insasse gewesen sei. Vor einem Jahr heiratete er seine jetzige Frau, eine Architektin, welche eine Seele von einem Menschen sei, die mit unendlicher Güte auf ihn einwirke und mit der noch nie Schwierigkeiten vorgekommen seien. In zunehmendem Maße wirke sich allerdings störend aus, daß seine ehemalige Frau die jetzige Ehe zu torpedieren versuche. Dies bewerkstellige sie durch nachteilige Rücksprachen bei verschiedenen Dienststellen, aber auch dadurch, daß sie veranlaßte, daß in einigen illustrierten Zeitschriften Artikel über Wandzeichnungen der Zelle erschienen, welche er „Am Steinhof" bewohnte. Er läßt sich auch durch längeres Zureden von dieser Ansicht in keiner Weise abbringen, sondern meint, daß die in der Zeitschrift „Wiener Illustrierte" abgebildete Reproduktion seiner Zeichnungen vom Steinhof nur auf Veranlassung seiner Gattin erschienen sei, um ihn zu diskriminieren. Er meint weiters, seine Gattin hätte bewußt veranlaßt, daß die Vorladung zu der jetzigen klinischen Durchuntersuchung an seine alte Adresse gerichtet wurde und daß sie diese Vorladung nur zu verschiedenen Demütigungen mißbraucht hätte. Er hätte nur mit Mißtrauen der Vorladung Folge geleistet und nur deswegen, weil er sonst wieder verhaftet worden wäre. Er glaubt wohl nicht, daß alle Ärzte ihm übel wollen, aber es sei leicht möglich, daß einige von den vielen Ärzten, die ihn bisher begutachtet hätten, durch seine geschiedene Frau bzw. deren Freunde in gegen ihm ungünstigen Sinn beeinflußt worden wären. Für die Zukunft hätte er nur den Wunsch, daß er in Ruhe einem geordneten Berufsleben nachgehen und mit seiner jetzigen Frau ein glückliches Eheleben führen könne. Sein 15jähriger Sohn aus erster Ehe, der seiner ersten Frau zugesprochen wurde, verstünde sich mit ihm ausgezeichnet.

Aus der Krankengeschichte der Wiener Landes-Heil- und Pflegeanstalt „Am Steinhof", wo der Pat. am 2. Juni 1948 aufgenommen und nach langdauernder Beurlaubung am 7. September 1954 endgültig entlassen wurde, geht ein ähnliches Verhalten hervor, wie es B. während seiner Beobachtungszeit an der Klinik produzierte. Verständlicherweise waren anfangs die Erregungszustände viel heftiger als gegen Ende seiner Internierung. Es kam mit der Zeit zu einer fortschreitenden Beruhigung in affektiver Hinsicht, dagegen scheinen während der ganzen Jahre der Steinhofzeit des Pat. die oben erwähnten Beschuldigungen und Verdächtigungen gegen seine Frau in unverminderter Intensität auf. Aus den verschiedenen Beschlüssen der Gerichtskommission betreffs Anhaltung des Pat. „Am Steinhof", seien einige diagnostische Angaben hervorgehoben: Im Februar 1952 wird er dort als psychopathische Persönlichkeit bezeichnet, bei der als Reaktion auf die Haft eine querulatorisch-paranoide Entwicklung einsetzte, die jetzt von einer echten Paranoia nicht mehr abgegrenzt werden kann. Ein Kommissionsbeschluß vom November 1948 hatte von einer in der Haft aufgetretenen psychischen Störung mit paranoiden Ideen und erregter Stimmungslage gesprochen und B. als geisteskrank bezeichnet. Die Gegenüberstellung dieser beiden diagnostischen Äußerungen zeigt die allmähliche diagnostische Klärung des Falles B. deutlich auf, welche genau so in den verschiedenen psychiatrischen Gutachten zu verfolgen ist, deretwegen jetzt wegen ihrer Diskrepanz das Fakultätsgutachten verlangt wird.

Der neurologische Befund war bei B. sowohl während seines Aufenthaltes „Am Steinhof" als auch jetzt an der Psychiatrischen Klinik unauffällig. Wassermann im Blut negativ. Ein psychologischer Test vom 21. Juni 1955 ergab in der Zusammenfassung: Gute intellektuelle Begabung, keine Demenzerscheinungen. Im Rorschachversuch Hinweis auf eine paranoide Persönlichkeit, eher im Sinne einer Paranoia als einer paranoiden Reaktion. Stimmungslage depressiv und dysphorisch, mögliche Suicidgefahr.

Bei einer Aussprache mit der jetzigen Gattin des B. gab diese an, daß ihr von dem Vorleben des Pat. alles bekannt sei und daß sie ihn trotzdem geheiratet hätte, da er ihr immer einen ruhigen und vernünftigen Eindruck gemacht habe. Bis vor etwa 3 Monaten sei das Zusammenleben mit ihm erträglich gewesen und sie meint, daß ihr Einfluß viel zu seiner Beruhigung beigetragen habe. Von diesem Zeitpunkt an hätte er sich insofern geändert, als er auffällig pedant wurde, seine Notenpapiere und seine Schreibgeräte stets in ganz bestimmter Art und Weise geordnet haben wollte. Er verbot das Fenster zu öffnen, so daß die Wohnung nur in seiner Abwesenheit gelüftet werden konnte. Als Grund hierfür deutete er an, daß man nicht wissen könne, was seine ehemalige Gattin noch gegen ihn unternehmen werde. Mit den Nachbarn hätte er keinen Kontakt, habe sich aber auch nicht durch diese beeinträchtigt gefühlt. In letzter Zeit stehe er nachts öfter auf und schaue, ob die Türen richtig verschlossen seien, wobei der Schlüssel nach einem ganz bestimmten Zeremoniell stecken bleiben muß. Hier und da werde er etwas laut mit ihr, jedoch nie tätlich und sei stets rasch zu beruhigen. Auf die direkte Frage, ob sie, die jetzige Gattin, der Meinung sei, daß die Ideen ihres Gatten bezüglich seiner ersten Frau richtig seien, gibt sie nach einigem Zögern zu, daß sie diese Ideen für wahnhaft halte, denn die Frau mache einen vernünftigen Eindruck. Die einzige reale Tatsache scheint ihr zu sein, daß knapp nach Veröffentlichung der oben erwähnten Bilder vom Steinhof in einer illustrierten Zeitung, ihrem Mann ein Exemplar dieser Zeitschrift ohne Kommentar zugeschickt worden wäre. Sie meint, es gäbe außer der ehemaligen Gattin niemanden, der die Adresse des Pat. und seine Lebensgeschichte so genau kenne.

Gutachten: Auf Grund der sechs gerichtspsychiatrischen Gutachten allein, welche in der Zeit zwischen Oktober 1947 und Dezember 1954 von verschiedenen Herren erstellt wurden, wäre es im jetzigen Zeitpunkt schon möglich, zu einem Schluß über den Geisteszustand des Anton B. zu kommen. Die dem Gericht als widersprechend erscheinenden, da zum Teil miteinander nicht ganz konformen diagnostischen Konklusionen der einzelnen Vorbegutachter sind, in ihrer zeitlichen Reihenfolge betrachtet, aus der fortschreitenden Entwicklung der Geistesstörung des Pat. erklärbar. Die psychiatrische Diagnostik ist gar nicht selten so geartet, daß erst die Beobachtung eines Kranken über Jahre hin eine sichere Diagnose gestattet. Der Fall B. ist ein Schulbeispiel für diese Tatsache.

Sieht man alle diese Gutachten durch und nimmt man Einblick in die Krankengeschichte der Heil- und Pflegeanstalt „Am Steinhof", so ist ersichtlich, daß die ersten Zeichen einer geistigen Erkrankung bei B. im Herbst 1947 in der Haft auftraten. Während er nach Aussagen seiner ersten Frau immer schon ein leicht aufbrausender und jähzorniger Mensch war, traten damals nicht nur schwerste Erregungszustände, sondern auch das erstemal Beziehungs- und Größenideen auf, welch letztere sich auf seine musikalischen Fähigkeiten bezogen. Mit der Diagnose „Haftpsychose" auf den Steinhof gebracht, blieb er in dieser Anstalt bis Herbst 1954 in erst stationärer, dann ambulanter Kontrolle. Im Lauf dieser Jahre kristallisierte sich nun bei B. ein Wahnsystem heraus, dessen Beginn in der seinerzeitigen Haftpsychose schon zu erkennen ist. Dieses paranoide System hat als Mittelpunkt die erste Gattin des Pat. und ist über alle Jahre hindurch von dem Kranken unerschütterlich vertreten bzw. verfochten worden. Anfänglich war der Inhalt ein Eifersuchtswahn des Inhaltes, daß die Gattin mit einer Reihe von Persönlichkeiten des Gerichtes, darunter dem seinerzeitigen Justizminister, sexuelle Verhältnisse unterhalte, später, nach der Scheidung und Wiederverehelichung und so auch jetzt, stehen angebliche Schikanen, Belästigungen und Verfolgungen der ersten Gattin im Vordergrund, deren immer noch gute

Beziehungen zu verschiedenen höhergestellten Persönlichkeiten ihr manche Machtmittel in die Hand gäben. Es ist verständlich, daß im Lauf der Zeit, je nach den äußeren Umständen, wie z. B. Stand des Gerichtsverfahrens oder unter dem Einfluß innerer affektiver Spannung, die Wahnideen von B. mit mehr oder minder starker Intensität vertreten wurden. Zweifellos hat die jetzige Gattin auf den Pat. einen günstigen Einfluß, der dämpfend wirkt, während anderseits die Internierung an der Psychiatrischen Klinik zur Erstellung dieses Gutachtens wieder eine Intensivierung der Wahnvorstellungen nach sich zog.

Auf Grund der zu früheren Zeitpunkten von verschiedenen Begutachtern gefundenen Tatsachen, der jahrelangen Beobachtung des B. „Am Steinhof“, und der jetzt erfolgten Untersuchung an der Psychiatrischen Klinik, besteht kein Zweifel, daß der Genannte *derzeit geisteskrank ist.* Er leidet an einer chronischen Geisteskrankheit mit systemisierten Wahnideen, welche *als Paranoia aufgefaßt werden muß.* Der Beginn der Erkrankung liegt im Herbst des Jahres 1947 und es besteht somit kein Anhaltspunkt dafür, daß zur Zeit der inkriminierten Handlungen des B. eine Geistesstörung bei diesem schon bestanden hätte. Da die Wahnideen sich nur gegen eine Person richten und B. durch sein Vorleben bewiesen hat, daß er eine äußerst aggressive Persönlichkeit ist, muß die Fakultät darauf aufmerksam machen, daß eine dauernde oder sehr lange dauernde Internierung der einzige Schutz der Gesellschaft gegen diesen äußerst gefährlichen Geisteskranken darstellt. Der den Geisteskranken entlassende Arzt würde eine große Verantwortung auf sich nehmen.

Es ist verständlich, daß das Gericht in diesem Fall ein Fakultätsgutachten verlangte, da nicht weniger als sechs Gutachten im Verlauf von 7 Jahren über Anton B., der zur Zeit seiner verbrecherischen Handlung sicher gesund war, abgefaßt wurden. Die Gutachten gelangten zu diagnostischen Schlüssen, die für einen Nichtarzt als verschiedenartige imponieren mußten. Die ersten zwei Begutachter im Oktober bzw. Dezember 1947 stellten ungefähr gleichlautend die Diagnose „Haftpsychose“, bezeichneten den B. als nicht verhandlungsfähig und empfahlen seine Internierung. 1949 spricht das dritte Gutachten von einer echten Psychose mit schlechter Prognose; 1951 ein weiterer Begutachter von paranoider Entwicklung im Sinne eines Querulantenwahnes. Eine gemeinsame Expertise zweier namhafter Psychiater im November 1953 spricht von einer chronischen Geistesstörung und bezeichnet den B. als nicht verhandlungs- und haftfähig. Schließlich kommt im Dezember 1954 wieder ein sehr erfahrener Psychiater anläßlich der Untersuchung des Pat. zum Zweck der eventuellen Umwandlung der vollen in eine beschränkte Entmündigung zu dem Urteil, die paranoide Einstellung sei gebessert. Nun sind, wie das Fakultätsgutachten ausführt, alle diese Diagnosen richtig, sie wurden nur zu verschiedenen Zeitpunkten gestellt und entspringen verschiedenen Manifestationen derselben Erkrankung. Aus den schon in der Haftpsychose nachweisbaren paranoiden Elementen entwickelte sich anfangs eine Eifersuchts- und schließlich eine echte Paranoia. In dieser war der Angelpunkt des Systems die erste Frau des Pat., auf welche sich seinerzeit schon die Eifersuchtsparanoia gerichtet hatte. Sicherlich zum Teil durch die verständnisvolle Haltung der zweiten Gattin des B. bedingt, war die Paranoia zur Zeit der Begutachtung im Dezember 1954 und der Beobachtung im Sommer 1955 für das Fakultätsgutachten gebessert. Es erschien aber nicht verantwortbar, den Pat. eben wegen seines Wahnsystems, das sich nur gegen eine Person richtete, in Freiheit zu belassen, obwohl zu erwarten war, daß die Internierung die paranoide Entwicklung wieder verschlechtern würde. Der Fall zeigt das Dilemma, das so oft in der forensischen Psychiatrie den Nervenarzt belastet, wenn er auf der einen Seite den Kranken wegen seiner Gemeingefährlichkeit Belastungen und Einschränkungen unterziehen muß, von denen er auf der andern Seite weiß, wie ungünstig sich diese auf die Krankheit an sich auswirken müssen.

III

Den *Fall 23, Maria H.*, möchten wir zusammen mit *Fall 9, Leopoldine M.*, so darstellen, wie es schon einmal gemeinsam mit H. Hoff in anderem Zusammenhang erfolgte, um bestimmte Behauptungen zu widerlegen und zu entkräften. Es wurden nämlich in letzter Zeit Äußerungen laut, die forensische Psychiatrie der Jetztzeit verhalte sich in der Beurteilung des psychischen Zustandes eines Verbrechers anders, als es Wagner-Jauregg und seine Zeitgenossen getan hätten. — Die damalige Betrachtungsweise sei nicht so sehr durch tiefenpsychologische Erkenntnisse belastet gewesen und hätte daher dem Allgemeinempfinden mehr entsprochen als die jetzigen psychiatrischen Expertisen. Dies führe, wie man argumentiert, dazu, daß für jede Tat eine Entschuldigung und damit auch entschuldigende psychiatrische Beurteilung zustande käme. Diese Ansicht bestimmter Kreise ist nicht neu und wurde auch schon zur Zeit der beginnenden Ausbreitung der Psychoanalyse kolportiert. Sie hat ihre Begründung in Auswüchsen der verschiedenen tiefenpsychologischen Schulen, welche in der Beurteilung verbrecherischer Handlungen neurotischer oder psychopathischer, ja sogar völlig gesunder Personen die tiefenpsychologische Verstehbarkeit einer solchen Tat mit Entschuldbarkeit identifizieren. Mit Recht lehnte im Jahre 1930 Wagner-Jauregg die von Alexander und Staub gestellte Forderung ab, jeder Richter müsse psychoanalytisch geschult sein. Anderseits wird aber heute von jedem Psychiater, somit auch von dem, der sich mit forensischen Fragen beschäftigt, gefordert werden müssen, daß er die bereits klassisch gewordenen Lehren der Psychoanalyse kenne und sich mit ihnen auseinandersetzt. Dieses Wissen um tiefenpsychologische Mechanismen darf aber nicht verleiten, die eventuell verstehbare strafbare Handlung als krankhaft zu werten. — In diesem Zusammenhang sei auf die vorwiegend psychoanalytisch orientierte nordamerikanische Psychiatrie hingewiesen, die in der Beurteilung verbrecherischer Handlungen besonders rigoros ist.

Um das oben aufgeworfene Problem zu beleuchten, ist es notwendig, die Stellung des Psychiaters bei der Beurteilung der Zurechnungsfähigkeit abzugrenzen. Hiebei teilt der Verfasser die Einstellung Wagner-Jaureggs, wie dieser sie immer wieder in seinen Arbeiten und auch vor Gericht vertreten hat.

Auf Grund des § 134 der öStPO. sind, wenn darüber Zweifel entstehen, ob bei einem Beschuldigten die Zurechnungsfähigkeit aufgehoben sein könnte, zwei Ärzte zu veranlassen, den Geisteszustand des Beschuldigten zu untersuchen.

Nach dem Wortlaut dieses Paragraphen hat der psychiatrische Sachverständige nur festzustellen, ob bei dem Untersuchten eine Geistesstörung vorliegt oder zur Zeit der Tat vorgelegen hat, bzw. welchen Einfluß die Krankheit auf den Täter hatte. — Dies dem Richter entsprechend mitzuteilen, ist er verpflichtet. — *Er hat aber nicht die Pflicht, sich darüber zu äußern, ob der Täter zurechnungsfähig ist oder war.* — Es wäre nur dann Aufgabe des Psychiaters, die Zurechnungsunfähigkeit direkt festzustellen, wenn sich die Begriffe zurechnungsunfähig und geisteskrank decken würden. Dem ist aber nicht so.

Den entscheidenden Beitrag zur Beurteilung, ob eine Person zurechnungsfähig oder zurechnungsunfähig ist, leistet der Psychiater durch seine Feststellung, ob der Täter zur Zeit der Tat in einer der den drei ersten Absätzen des § 2 StG. entsprechenden Art geisteskrank war oder nicht. Dies hat er dem Richter mitzuteilen und dieser wird nun auf Grund des Gutachtens die Entscheidung über die Zurechnungsunfähigkeit treffen. Die Beurteilung der Zurechnungsunfähigkeit ist somit nicht Sache des Psychiaters, sondern des Richters, wird aber weitgehend von dem Urteil des Sachverständigen abhängen. Dieser muß sich immer vor Augen halten, daß er weder Richter noch Kriminalist ist und seine Kompetenzen gegenüber dem Juristen nicht überschreiten darf. Das Urteil des Psychiaters nun wieder ist vor allem von der Diagnose abhängig und Voraussetzung für diese ist das entsprechende Fachwissen. — Wenn auch die moderne Psychiatrie mit der Formulierung des § 2 a, b, c öStG. auf keinen Fall einverstanden sein kann, so muß sich der Sachverständige, solange das Gesetz in Geltung ist, eben an die dortige Diktion halten. Sie genügt aber trotz ihrer altertümlichen Formulierung auch jetzt noch, wenn die Grenze zwischen Geistes- und Gemütskrankheiten auf der einen, Psychopathien, Neurosen und psychischen Abwegigkeiten, denen die Dignität einer Geisteskrankheit nicht zukommt, auf der anderen Seite gezogen werden soll. Bei richtiger Diagnosestellung kann somit auch heute trotz des Wissens über tiefenpsychologische Mechanismen die psychiatrische Beurteilung einer verbrecherischen Handlung nicht anders erfolgen als zur Zeit WAGNER-JAUREGGS.

Fall 23. Das Gutachten über den Geisteszustand der 68jährigen Rentnerin Maria H. wird angefordert, weil zwei einander widersprechende gutachtliche Äußerungen vorliegen, von welchen das eine, verfaßt von Dr. St., unter dem Datum des 21. Februar 1954, die H. als zurechnungsfähig bezeichnet. Der zweite Gutachter, Dr. H., nimmt in seinem Gutachten vom 21. September 1954 an, daß es sich bei der Untersuchten um eine krankhafte Reaktion handelt, welche durch die Anlage, das Alter und die erregende Situation bedingt sei. Sie wäre durch diese Faktoren in einen Zustand versetzt worden, in welchem sie als nicht mehr verantwortungsfähig bezeichnet werden muß. Der Tatbestand, der zur Anzeige und schließlich Inhaftierung der Marie H. geführt hat, ist im wesentlichen folgender: Sie wohnte oberhalb einer Gastwirtschaft, in welcher eine Kühlanlage durch einen Motor betrieben wurde. Der Lärm dieses Motors störte die Untersuchte durch lange Zeit, und da sie weder durch Aussprachen mit dem Wirt noch durch Anzeige bei der Gendarmerie eine Änderung erzielen konnte, schritt sie zur Selbsthilfe. Sie deckte, trotz ausdrücklichen Verbots der Besitzer, den Motor mit Decken und Bettbrettern zu. Diese Handlung stellte eine Gefahr dar, weil einerseits der Motor heißläuft und anderseits dadurch die Gefahr eines Brandes gegeben war. H. wurde deshalb wegen boshafter Sachbeschädigung angeklagt, aus welcher auch Gefahr für das Leben, die Gesundheit und körperliche Sicherheit von Menschen gegeben ist. Außerdem ist sie wegen des Verbrechens der öffentlichen Gewalttätigkeit angeklagt.

Die Untersuchte war vom 19. bis 26. November 1954 an der Wiener psychiatrischen Universitätsklinik zur Beobachtung aufgenommen. Während ihres Aufenthaltes war sie ständig voll orientiert, bei klarem Bewußtsein, Affektlage ausgeglichen. Der Situation angepaßt, war sie gut kontaktfähig. Gedächtnis und Merkfähigkeit schienen nicht wesentlich beeinträchtigt. Die Pat. hätte bis zum 15. Lebensjahr in Ungarn gelebt, der Vater war Tischler und sie das dritte von 10 Kindern. Als sie von Ungarn weggekommen sei, waren beide Eltern schon gestorben. Sie hat in ihrem Heimatland 6 Klassen Volksschule besucht. In Österreich sei sie dann in den Dienst gegangen und hätte 1909 geheiratet. Ihr Gatte war Chauffeur, und als er im ersten Weltkrieg einrücken mußte, verdiente sie sich ihren Lebensunterhalt durch Maschinstricken. Nach der Rückkehr aus dem Krieg hätte ihr Mann sie verlassen und wäre zu einer anderen Frau gezogen. Sie habe sich in der Folgezeit durch Heimarbeit durchgebracht. Seit 1945 nun sei sie in H. in Untermiete. Das Haus gehöre dem Fürsten L., der daraus ein Hotel machen wolle. Er könne aber die Mieter nicht hinausbringen, weil sie unter Mieterschutz stünden, weswegen er dem Pächter des Gasthauses in diesem Haus erlaubt habe, einen lärmenden Motor aufzustellen, damit er so die Parteien hinausekle. — Sie selbst hätte unter dem Lärm des Motors besonders zu leiden, da ihr Zimmer gerade über dem Raum liegt, worin der Motor, welcher eine Kühlanlage des Gasthauses in Betrieb hält, sich befindet. Durch den ständigen Motorenlärm sei sie nicht nur in ihren Lebensgewohnheiten, sondern vor allem bei ihrer Arbeit gestört. Sie müßte beim Maschinstricken genau die Maschen zählen, um nicht Fehler zu machen, und dieses Zählen, das natürlich eine gewisse Konzentrationsfähigkeit verlange, sei durch den ständigen Lärm in hohem Ausmaß beeinträchtigt. Sie habe auf alle mögliche Art und Weise versucht, mit dem Wirt ins Gespräch zu kommen und zu erreichen, daß der Motor abgestellt würde. Nachdem sie auf diese Art nichts erreicht habe, ging sie zur Gendarmerie und zeigte den Wirt an. Daraufhin kamen Kommissionen, um einen Lokalaugenschein vorzunehmen. Wenn eine solche Untersuchung stattfand, deckte der Gastwirt den Motor immer mit Decken ab, damit der Lärm gedämpft würde. Kaum war aber die Kommission weg, wurde der alte Zustand wieder hergestellt. Sie machte daher weitere Anzeigen an die Gendarmerie und schließlich erhob sie Klage. Sie verlor aber den Prozeß und wurde verurteilt, die Prozeßkosten zu ersetzen. Dieser Verurteilung ging ein ständiger Streit zwischen der H. und dem Wirt voraus, wobei, wie aus dem Akt ersichtlich ist, die Hausparteien auf der Seite der Untersuchten standen, sie in ihrem Kampf gegen den Wirt immer wieder aufhetzten und für ihre eigenen Interessen — sie wollten ja auch den Motor abgestellt sehen — ausnützten. Dies ist aus der Aussage des Gendarmeriepostenkommandanten von M. A. zu ersehen, der aussagte, es wäre wohl leicht gewesen, mit ein paar freundlichen Worten von seiten des seinerzeitigen Gasthauspächters die Frau zu beruhigen. Dieser hätte sich der Untersuchten gegenüber immer sehr schroff und abweisend verhalten. — Aus allen diesen Gründen hat die H. auch früher schon fallweise den Motor aus eigenem abgedeckt.

Nachdem sie den Prozeß, wie schon erwähnt, verloren hatte, sie aber die Prozeßkosten nicht zahlen konnte, wurde sie gepfändet. Sie erzählt darüber, daß die Pfändung von zwei Männern durchgeführt wurde, von denen der eine, ein gewisser Dr. W., in dem Gasthaus unter ihrer Wohnung häufig verkehre und daß die beiden Exekutionsbeamten bei der Pfändung betrunken gewesen seien. Sie hätten in ihrer Wohnung alles durcheinandergebracht und auch eine Reihe von Gegenständen sich angeeignet. Sie meint, die ganze Pfändung wäre ein Racheakt gewesen. Nachdem ihr durch die Pfändung ein großer Teil dessen, was sie für ihre Arbeit braucht, es ist dies Wolle zum Stricken, weggenommen wurde, habe sie an den Bundespräsidenten geschrieben. Es wurde ihr daraufhin gestattet, die gepfändete Wolle wieder zu holen. Leider hätten aber, wie sie bemerkt, die schönsten Stücke gefehlt. Sie meint auch, diese seien gestohlen worden. — In der Folgezeit übernahm ein anderer Pächter das im Wohnhaus der H. liegende Wirtsgeschäft und es begann nun der Kampf der H. gegen den Motor neuerlich. Wieder versuchte sie, den Motor durch Decken und Bretter abzuschirmen, und wurde auch bei dieser Tätigkeit überrascht. Sie ließ sich trotz Verbotes nicht davon abhalten, immer wieder diese Handlungen zu begehen, und sie äußerte sogar, sie werde dafür Sorge tragen, daß der Motor kaputt geht, wenn man ihn einschalte. Aus diesem Grunde wurde die eingangs erwähnte Anzeige gegen die H. gemacht und sie war deswegen vom 29. Mai bis 23. Oktober 1954 in Untersuchungshaft. Sie meint, man wolle sie jetzt als närrisch erklären, da das Gericht eingesehen hätte, daß es eine Fehlentscheidung getroffen habe und daher sich auf diese Art aus der Affäre ziehen wolle. Nach Entlassung aus der Untersuchungshaft wären keine Anstände mehr wegen des Motorenlärmes gewesen und sie hätte ihrer Arbeit nachgehen können.

An körperlichen Erkrankungen machte die H. zweimal eine Bauchhöhlenschwangerschaft durch, wurde 1925 an der Gallenblase operiert und stand vor 2 Jahren wegen Herzwassersucht in Behandlung. Geschlechtskrankheiten werden negiert, ebenso Nikotingenuß. Selten trinke sie $^1/_8$ l Wein. Der neurologische Befund ist normal. Psychologische Untersuchung: 1. Demenzuntersuchung: Durchschnittliche intellektuelle und durchschnittliche mnestische Begabung. Keine Demenzerscheinung. 2. Rorschach-Versuch: Bei einem Erlebnistypus 0 : 6 (2 : 6) Hinweise auf eine stimmungslabile Persönlichkeit mit paranoiden Zügen. Von schizophrenen Zeichen neben der Affektstörung Tendenz zu Deskription, Überwiegen vager G-Antworten, G + % 30. Die hohe Affektstörung neben den relativ normal wirkenden Faktoren (F + % 66), T% niedrig, unter 50% würden eher das Paranoide als das Schizophrene betonen. Es handelt sich möglicherweise nur um paranoide Züge, stark aggressiv betont. 3. Szondi-Versuch: Depressives, stimmungslabiles Bild im Vordergrund. Zusammenfassung: Pat. bietet das Bild einer hochgradig stimmungslabilen Persönlichkeit mit paranoiden Zügen. Das paranoide Bild ist testmäßig nicht besonders ausgeprägt, die Affektstörung und die Deskriptionstendenzen sind die einzigen deutlichen psychotischen Zeichen.

Gutachten. Seit Jahrzehnten arbeitet die jetzt 68jährige Maria H. als Maschinstrickerin, bei welchem Beruf wegen des ständigen Zählens der Maschen ein gewisses Maß von Konzentration unumgänglich notwendig ist. Nun befindet sich seit Jahren, genau unterhalb des Wohn- und Arbeitsraumes dieser alten Frau, der Motor für die Kühlanlage eines Gasthauses. Das Getöse dieser Maschine ist in dem darüberliegenden Zimmer besonders deutlich zu hören und stört die Bewohnerin dieses Raumes nicht nur in ihrer Lebensgewohnheit, sondern insbesondere auch in ihrer Arbeit. Sie versucht anfänglich gütlich, dann durch gehäufte Anzeigen bei der Gendarmerie zu erreichen, daß der Motor abgestellt wird. Der Motor stört nicht nur sie, sondern auch die übrigen Mietparteien. Diese benützen die H. für ihren Zweck in der Art, daß sie sie immer wieder aufhetzen, gegen den Wirt vorzugehen bzw. Anzeigen zu machen. Der Wirt selbst gibt nicht nach und die alte Frau, die den Lärm nicht mehr ertragen kann, arbeitet nur mehr fallweise als Maschinstrickerin und verbringt einen großen Teil des Tages, um dem Lärm zu entgehen, außerhalb des Hauses. Als sie einen Prozeß gegen den Wirt verliert und zur Sicherstellung der Prozeßkosten gepfändet wird, weiß sie nicht mehr ein und aus. Ein Gesuch an den Bundespräsidenten bringt ihr einen Teil der gepfändeten Habe zurück, sie meint aber, daß etliche Teile ihres Besitzes gestohlen worden seien. Sie ist weiter der Ansicht, daß der Motor über Veranlassung der L.schen Gutsverwaltung aufgestellt worden sei, damit die Parteien aus dem Hause geekelt würden. Da der Motor nach dem verlorenen Prozeß weiterläuft, versucht sie durch Selbsthilfe ihn abzustellen. Sie bedeckt die Maschine mit Decken und Brettern und äußert, als man sie dabei ertappt und zur Rede stellt, daß sie dafür Sorge tragen werde, daß der Motor kaputtgehe. Diese letzten Umstände führen zur Strafanzeige und zu ihrer Verhaftung.

Wenn man die Umstände berücksichtigt, welche schließlich zu der beschriebenen Tat der H. führen, so zeigt sich, daß eine Reihe von Momenten ursächlich in Frage kommen: Sie ist eine alte Frau, die seit Jahren als Strikkerin tätig ist, einer Tätigkeit, bei welcher jeder Lärm sehr stört. Man kann sich in die Situation der Untersuchten voll einfühlen, wenn man sich vorstellt, wie belästigend der ständig rhythmische Lärm eines Motors unter dem Zimmer, in dem man wohnt, wirken muß. Dies um so mehr bei einem alten, wohl schon etwas schrulligen Menschen. Es ist daher wieder verständlich, daß die H. immer wieder von neuem Anzeigen machte und so nach außen hin querulatorisch wirkte. Die häufigen Anzeigen und schließlich auch das Gesuch an den Bundespräsidenten sind Versuche, zu ihrem Recht zu kommen. Bei jeder querulatorischen Reaktion ist ein realer Grund vorhanden, der aber dann, in den Hintergrund gedrängt an Wert verliert, so daß die Querulanz letzten Endes Selbstzweck wird. Die H. meinte weiters, daß der Motor mit Absicht von der L.schen Gutsverwaltung aufgestellt wurde, um ein Ziel zu erreichen und meint auch, daß die Pfändung nur ein Racheakt eines Personenkreises, vor allem des Dr. W., gewesen sei. Sie setzte sich auch aus diesem Grunde bei der Pfändung zur Wehr und stellte die Behauptung auf, daß die Exekutionsbeamten betrunken wären. Es zeigt sich somit bei der Pat. in den Monaten vor der Tat und zur Zeit der Tat neben der erwähnten querulatorischen Einstellung auch eine solche paranoider Natur. Dieser paranoid-querulatorische Zustand ist jetzt bereits weitgehend abgeklungen. Er war nur ein vorübergehender, ist aber als krankhaft anzusehen. Es gibt vorübergehende geistige Störungen, welche, als krankhafte Reaktion auf ein bestimmtes Ereignis auftretend, dann abklingen, wenn dieses Ereignis seine Wirksamkeit oder Bedeutung dem Kranken gegenüber verliert. Eine solche Reaktion kann eine depressive, eine querulatorische, aber auch eine paranoide sein, ohne daß der davon betroffene Mensch dauernd geisteskrank ist. Bei M. H. hat nun zumindest Monate vor der Tat, aber auch zum Zeitpunkt der Tat eine solche *paranoide querulatorische Reaktion* bestanden und sie war damit zu *der genannten Zeit geisteskrank.*

Fall 9. Ein Fakultätsgutachten über den Geisteszustand der L. M., 32 Jahre alt, wird deswegen verlangt, da zwei einander widersprechende Gutachten vorliegen. — Das eine, unter dem Datum des 24. September 1955 von Dr. U. abgefaßt, kommt zu dem Schluß, daß die Untersuchte eine psychopathische Persönlichkeit mit abnormen seelischen Reaktionen sei, daß aber der Tatbestand des Beraubtseins der Vernunft oder einer Sinnesverwirrung zur Zeit der Tat nicht gegeben gewesen wäre. — Das zweite Gutachten, von Dr. St. am 21. Oktober 1955 verfaßt, meint resumierend, daß die L. M. sich zur Zeit der Tat in einer depressiv-psychotischen Phase mit suizidalen Tendenzen befand und somit die Bedingungen des § 2 b StG. (abwechselnde Sinnesverrückung) gegeben wären. Die L. M. steht wegen Brandstiftung unter Anklage, und zwar deswegen, weil sie am Abend des 25. April 1955 im eigenen Anwesen einen Brand legte, indem sie in der Scheune mit Streichhölzern Stroh anzündete. Dadurch entwickelte sich ein Schadenfeuer, welches das eigene Gehöft weitgehend vernichtete und gleichzeitig auch auf das Nachbarhaus übergriff. Der Gesamtschaden, welcher an beiden Landwirtschaften durch dieses Feuer zustande kam, beträgt schätzungsweise S 600000,—. — Die M. machte eine Reihe verschiedener Angaben über die Brandstiftung: Sie gab einmal zu, das Feuer selbst gelegt zu haben. In einer anderen Aussage gab sie wieder zu, das Feuer selbst gelegt zu haben, aber von ihrem Mann E. M. angestiftet worden zu sein. — Dann erzählt sie wieder, daß sie von einem unbekannten Mann, als sie im Bette lag, auf den Kopf geschlagen worden sei und dieser hätte den Brand gelegt; und schließlich die letzte Stellungnahme zu der Brandstiftung, die auch während der Beobachtung durch die Gefertigten gegeben wurde, lautet dahin, daß ein unbekannter Mann mit ihr ins Gespräch gekommen sei, sie diesen aufforderte, sie, die L. M., zu töten, was er ablehnte. Dieser hätte dann den Hof angezündet und sie hätte sich in selbstmörderischer Absicht am linken Oberarm eine tiefe Schnittwunde beigebracht. — Nachdem der von der Untersuchten zitierte fremde Mann nicht die einzige Erscheinung war, welche der M. im Laufe des letzten Jahres untergekommen war — es erschien ihr der tote

Vater und eine längst verstorbene alte Frau —, wurden die eingangs erwähnten psychiatrischen Untersuchungen bzw. Begutachtungen gefordert.

Die L. M. wurde zum Zwecke der Erstattung dieses Fakultätsgutachtens vom 16. Jänner bis 16. Februar 1956 an der Wiener psychiatrischen Universitätsklinik stationär beobachtet. Sie ist eine Bauerntochter und wurde auf der Landwirtschaft ihrer Eltern, welche einen Umfang von 60 Joch hatte, groß. Aus der ersten Ehe des Vaters lebten dort 6, aus der zweiten Ehe 3 Kinder. Das Verhältnis zum Vater war ein besonders inniges und nach dem Tod desselben im Jahre 1951 träumte sie immer wieder von ihrem Vater Träume, deren Inhalt sich auf die gemeinsame Tätigkeit mit dem Verstorbenen in der Landwirtschaft bezog. Das Verhältnis mit der Mutter, welche jetzt noch in der Ausnahme lebt, war ein entsprechendes. — Als der Bruder der M. den väterlichen Hof übernahm, was im Jahre 1948 der Fall war, ging sie in den Dienst; sie trat beim Bürgermeister des Ortes N., welcher mit ihr entfernt verwandt ist, ein und arbeitete dort bis zu ihrer Verheiratung rund 6 Jahre lang. Nach Aussagen ihres Dienstgebers und anderer Zeugen war sie eine besonders gute und verläßliche Arbeiterin. Sie hatte sich im Laufe der Jahre Geld erspart und konnte sich 1953 für S 30000,— ein kleines Haus kaufen, das sie aber nach der Verheiratung mit Verlust wieder verkauft hat. — Im Jahre 1954 entschloß sie sich, den E. M., einen Landwirt aus N., zu heiraten, wozu sie vor allem von ihrem Dienstgeber, dem schon erwähnten Bürgermeister, gedrängt wurde. Dieser hatte auch den M. auf die Untersuchte aufmerksam gemacht und ihm gegenüber immer wieder betont, was diese für eine gute Arbeitskraft sei und ihren Wert für eine Bauernwirtschaft unterstrichen. — Der Landwirt E. M. hatte seine erste Frau verloren, aus welcher Ehe ein derzeit 5jähriges Kind stammt, und war auf der Suche nach einer zweiten Frau. Die Beziehung zu der Untersuchten scheint wohl vorwiegend auf Vernunftsgründen aufgebaut gewesen zu sein, eine besondere Liebesbeziehung war wohl von keiner Seite vorhanden. Im Gegenteil, die L. M. wehrte sich sehr gegen die Verheiratung mit dem Genannten und willigte erst über fortlaufendes Drängen des Bürgermeisters bzw. ihrer Familie in die Hochzeit ein. Sie meint, sie hätte sich niemals gut mit ihrem Mann verstanden, er sei schon vor der Hochzeit abweisend und häufig grob gewesen. Es besteht die Möglichkeit, daß von seiten des E. M. eine gewisse Eifersucht einerseits auf den Bürgermeister, anderseits auf die Familie seiner Braut, an welcher sie sehr hängt, bestanden hat. Wie aus dem Akt ersichtlich, besonders auf Grund der Aussagen des Ortspfarrers, scheint die L. M. an und für sich ein etwas schwieriger Mensch immer schon gewesen zu sein. Sie fand schwer Anschluß an die Umwelt, ging ganz in der Arbeit auf, war sehr eigenwillig, weswegen der genannte Pfarrer dem E. M. riet, sich die Heirat sehr zu überlegen.

Schließlich fand am 10. Oktober 1954 die Hochzeit statt. Die Ehe ging vom Anfang an sehr schwer. Nach Angaben der Frau hätte sich der Mann schon nach kurzer Zeit als sehr unangenehmer Mensch entpuppt, hätte ihr schon in den ersten 8 Tagen verboten, ihre Familie zu besuchen, wohin sie früher alle 14 Tage gefahren sei, denn sie hätte dort nichts zu tun. Der Gatte wäre zu ihr grob, hätte sie auch gelegentlich geschlagen, und als sie ihm deswegen einmal mit Selbstmord drohte, sagte er einfach, dann würde er eben eine andere Frau heiraten. Im Laufe der Zeit wurde sie immer verzweifelter und hatte schließlich wirklich die Absicht, sich das Leben zu nehmen. Sie wollte dazu einen Tag aussuchen, an dem der Mann nicht zu Hause wäre. Die Streitigkeiten der beiden Eheleute führten schließlich dazu, daß die M. am Silvestertag des Jahres 1954, also knapp $2^1/_2$ Monate nach ihrer Eheschließung, von daheim weglief und zu ihren Verwandten, die in einem anderen Ort in der Nähe leben, ging. Erst nach längerem Zureden durch die Familienmitglieder bzw. den Bürgermeister und den Gatten gelang es, sie dazu zu überreden, wieder nach Hause zurückzukehren. Das schwierige Verhältnis zwischen den Eheleuten hat sich in der Folgezeit nicht gebessert.

Während des Aufenthaltes an der psychiatrischen Klinik war die Untersuchte ständig orientiert, klar und geordnet, sich ihrer Situation wohl bewußt, freundlich und aufgeschlossen. Sie war bei den Mitpatienten und beim Pflegepersonal sehr beliebt, bot sich immer an, bei der Arbeit auf der Krankenabteilung mitzuhelfen. — Bei zahlreichen Explorationen blieb sie immer bei derselben Aussage betreffs der Brandstiftung, welche im folgenden dargelegt wird. Über ihre Erscheinungen gab sie im Gegensatz zu den Angaben des Aktes bzw. den vorliegenden psychiatrischen Gutachten nur wenig Auskunft. Sie scheint von diesen früheren Erscheinungen derzeit nicht mehr beeindruckt zu sein. Die erste Erscheinung ihres verstorbenen Vaters hatte sie im Dezember 1954, als sie im Hof arbeitete. Da stand auf einmal der Vater neben ihr und sprach sie an. Die Worte, die er gebrauchte, hat sie damals aufgeschrieben und den Zettel in ihrem Nachtkästchen verwahrt. Dieser Zettel ist jetzt nicht mehr auffindbar. Der Vater sagte ihr ungefähr: „Du gehst hier noch elend zugrund, weil du hier kein Glück hast und pfüat dich Gott, meine liebe Tochter.“ Dann verschwand er. Eine zweite Erscheinung, und zwar eine alte Frau, welche sie als „die alte Moarin“ bezeichnet, stand auch plötzlich im Hof neben ihr, und auf die Frage, was sie denn hier täte, sagte die Alte: „Du weißt eh, daß du nicht dableiben darfst, du gehst elendig zugrund und ich werde noch öfters kommen und es wird auch in dem Haus noch viel sich abspielen.“ — Im Anschluß an diese Erscheinungen war die Pat., wie aus den Aussagen des Gatten und des behandelnden Arztes Dr. G. hervorgeht, längere Zeit verstimmt. Sie war depressiv, weinte vor sich hin, lag im Bett, nahm keine Nahrung zu sich. Dr. G. äußerte in einem Befund seine Ansicht dahin, daß man auf die Frau in dem Zustand aufpassen müsse, da es möglich wäre, daß sie sich etwas antäte. Der Gatte war von diesen Zuständen seiner Frau sehr beeindruckt; er ist ein abergläubischer Mensch und bat unter anderem den Ortspfarrer um Hilfe. Dieser und ein zweiter hoher Geistlicher klärten den M. auf, daß es derartige Erscheinungen nicht gäbe. Der Ortspfarrer selbst vertrat die Ansicht, daß L. M. ihren Mann durch diese Erscheinungen irgendwie unter Druck setzen möchte. Auf die Bitte des M. nahm der Geistliche einen Exorzismus im Hause des M. vor. Daraufhin beruhigte sich die Pat. nach kurzer Zeit. — Es sei hier betont, daß auch das Geschlechtsleben der beiden Ehegatten ein zumindest für die Frau unbefriedigendes war, da auch hierbei, wie sie meint, ihr Mann sehr grob gewesen wäre. Sie selbst hätte aber nie irgendwie besonderes Bedürfnis zu Sexualverkehr gehabt, da sie daraus keine besondere Befriedigung erfuhr.

Am Tag der Brandlegung nun hätte sie sich am Abend in der Landwirtschaft noch betätigt, Tiere gefüttert und im Haus Ordnung gemacht. Der Mann war aus geschäftlichen Gründen nach K. gefahren und wurde erst in der Nacht zurückerwartet. Als die M. nun im Hof arbeitete, stand plötzlich ein großer Mann mit Mantel und Hut vor ihr, der sie ansprach. Sie, die sich sehr verstimmt fühlte, bat ihn, er möchte sie töten, da sie das Leben nicht mehr freue. Der Mann, den sie noch nie gesehen hatte und dessen Stimme ihr ebenso unbekannt war, weigerte sich, dies zu tun, sagte ihr aber, er würde das Haus anzünden, was er nach ihrer Meinung auch tatsächlich ausgeführt hat. Sie vertritt die Ansicht, daß dieser Mann tatsächlich existiert und daß sie ihn schon finden und zur Verantwortung ziehen würde. Bei dieser Darstellung des Brandes ihres Hauses bleibt die Untersuchte während der ganzen Beobachtungszeit. Nachdem sie mit dem erwähnten Mann im Mantel gesprochen hatte, hätte sie sich ins Bett gelegt und versucht, sich das Leben zu nehmen. Zu diesem Zweck fügte sie sich eine tiefe Schnittwunde am linken Oberarm bei. Sie wurde auch tatsächlich mit dem damals 4jährigen Stiefsohn im Bett liegend aufgefunden und dann zu einem Nachbarn gebracht. — Über ihren damaligen Zustand liegen wieder Berichte des Mannes bzw. anderer Zeugen vor, daß sie ähnlich wie im Anschluß an die ersten Erscheinungen depressiv verstimmt im Bett lag und keine wesentlichen Äußerungen von sich gab. Ihre verschiedenen Stellungnahmen zum Brand des Hauses sind eingangs dargelegt. — Es sei hier betont, daß es einerseits durch die einmal positive Aussage der L. M., anderseits durch eine Reihe von Indizien bewiesen ist, daß sie den Hof anzündete.

Die Angaben des Gatten sind zum Teil schon im obigen enthalten. Er behauptet, daß seine Frau schon öfter vom Abbrennen gesprochen hätte und daß sie prophetisch geäußert habe, „wirst sehen, wir brennen noch ab". Ihm ist an dem Tag der Brandlegung an seiner Frau nichts Wesentliches aufgefallen; auf keinen Fall aber ein solcher Zustand, wie er ihn nach den beiden Erscheinungen in den Wintermonaten 1954/55 zu beobachten Gelegenheit hatte.

Der neurologische Befund bei der Untersuchten war vollkommen normal. Wassermann im Blut negativ. Das zweimal durchgeführte Elektroenzephalogramm ergab ein normales, mäßig dysrhythmisches EEG. Der psychologische Test in seiner Zusammenfassung: intellektuell leicht unterbegabt, aber nicht debil. I. Q. 90. Im Rorschach-Versuch Hinweise auf eine affektstörbare, labile Persönlichkeit mit neurotischen (hysteriformen) Zügen.

Gutachten. Das Gutachten hat zu entscheiden, ob die *Leopoldine M.* zur Zeit der von ihr begangenen Brandlegung sich in einem Zustand *geistiger Erkrankung befand,* welcher einem der ersten 3 Absätze des § 2 StG. entspricht, oder ob eine solche *Störung der Geistestätigkeit nicht vorlag.* Die erste Alternative wäre gegeben, wenn die Untersuchte entweder als *chronisch,* also dauernd *Geisteskranke* erkannt, somit auch zur Zeit der Tat geisteskrank, oder sonst gesund, nur zum Zeitpunkt des Verbrechens, also *vorübergehend geistesgestört* gewesen wäre. Einerseits auf Grund der Lebensgeschichte der M., dargestellt durch ihre eigenen Angaben, die des Gatten und den Inhalt des Strafaktes, anderseits auf Basis des Ergebnisses der Beobachtung an der Psychiatrischen Universitätsklinik ist evident, daß die Untersuchte wohl eine eigenartige Persönlichkeit ist, aber bis *jetzt nicht an einer chronischen Geisteskrankheit leidet oder früher gelitten hat.* Hat nun bei sonstiger geistiger Gesundheit zur Tatzeit eine vorübergehende psychische Erkrankung bestanden? Leopoldine M. hatte im Lauf des der Tat vorhergehenden Winters zweimal eigenartige Erlebnisse, die in „Erscheinungen" ihres verstorbenen Vaters und der ebenfalls schon toten alten „Moarin" bestanden. Am Abend des Tages der Brandlegung hatte sie ein drittesmal eine „Erscheinung" in Form eines ihr unbekannten unheimlichen Mannes, der mit ihr ins Gespräch kam und den sie jetzt als den Brandstifter bezeichnet. Im Anschluß an jede dieser „Erscheinungen" bestand ein eigenartiger Verstimmungszustand verschieden langer Dauer, in welchem die Angeklagte im Bette lag, kaum sprach und die Nahrungsaufnahme verweigerte. Er konnte einmal durch einen

Exorzismus des Dorfgeistlichen beendet werden. Übereinstimmend mit den beiden Vorbegutachtern kann nicht daran gezweifelt werden, daß diese „Erscheinungen“ der Ausdruck einer hysterischen Reaktion sind. Diese Diagnose kann aus der psychischen Verfassung der M., welche unten noch genau zu beleuchten sein wird, und dem Inhalt der „Erscheinungen“ gestellt werden. Der den Erscheinungen jedesmal folgende Verstimmungszustand ist ebenfalls als psychogene Manifestation in Form eines hysterischen Stupors aufzufassen. Ein Verstimmungs- oder Dämmerzustand anderer Art kann durch einen Exorzismus nicht beendet werden. Derartige hysterische Zustände nun haben, wenn sie nicht im Rahmen oder als Symptom einer Psychose auftreten, sondern wie hier Reaktionen auf Einflüsse der Umwelt sind, forensisch nicht die Dignität einer Geisteskrankheit. Daher ist die Begutachtete unter Hinblick auf den *Zeitpunkt ihrer verbrecherischen Handlung auch nicht als vorübergehend geisteskrank zu bezeichnen.*

Im folgenden sei aber auf eine Reihe von Umständen hingewiesen, welche die Tat der L. M., ihre Verhaltensweise und auch die Genese ihrer Erscheinungen dem Verständnis und somit einer objektiven Beurteilung näherbringen. Sie ist konstitutionell ein ausgesprochen maskuliner Typ, schwerblütig, eigenbrötlerisch und nur von ihrer Arbeit besessen. Sie hat außer zu ihrer Familie und dem Bürgermeister des Ortes, bei dem sie beschäftigt war, kaum menschliche Beziehungen. Es könnte sein, daß dieser Bürgermeister eine Art Ersatzfigur ihres über alles geliebten verstorbenen Vaters ist. Ihr Wesen läßt sie auch keine Freunde und Beziehungen zum andern Geschlecht finden und wegen ihres schwierigen Charakters riet der Ortspfarrer, der die M. wohl gut kennt, dem Bräutigam knapp vor der Hochzeit, sich die Heirat nochmals gut zu überlegen. Die M. ist eine Art Sonderling, also ein Mensch, der in seiner Verhaltensweise und seinen psychischen Reaktionen anderen Regeln folgt als eine ausgeglichene Persönlichkeit. Erlebnisse werden ganz anders verarbeitet und manchmal zu Problemen nicht zu bewältigender Art, da die seelische Anpassungsfähigkeit fehlt oder zumindest sehr gering ist. Trifft nun einen so veranlagten Menschen ein Schicksal, das schon einem Leichtlebigen Schwierigkeiten bereiten könnte, so sind die Folgen unabsehbare. Die M. heiratet gegen ihren Willen auf Drängen der Menschen, die ihr die wertvollsten sind, einen ungeliebten Mann, der mit ihr grob ist, den Verkehr mit ihrer Familie verbietet, der sie sexuell nicht anspricht und sie nur äußerst lieblos als Arbeitskraft benützt. Die bisher bloß schwerblütige Leopoldine M. wird ein tief unglücklicher Mensch, der sich nicht mehr zurechtfindet. Die ihr ausweglos scheinende Situation wird durch die schon öfters erwähnten „Erscheinungen“ unterstrichen. Diese sind doch nichts anderes als ihre eigenen düsteren Gedanken, die von verstorbenen Personen, die in ihren Augen Autoritäten darstellen, ausgesprochen werden. Die „Erscheinungen“ beeindrucken auch den abergläubischen Gatten und könnten so vielleicht eine Änderung der Verhältnisse bewirken. Als schließlich auch eine Entweichungsreaktion — sie verläßt am Silvestertag 1954 das Haus und geht zu ihren Verwandten — fehlschlägt, kommt es in der Aussichts- und Ausweglosigkeit ihres Lebens zu einer bei Primitiven als Ursache von Brandlegung nicht selten gesehenen Kurzschlußhandlung: Sie zündet das, was als Inkarnation ihres Unglücks erscheint, den Hof ihres Gatten, an. Folgt man dieser Darstellung und berücksichtigt weiters die oben erwähnte abartige Persönlichkeit der Angeklagten, so muß wohl angenommen werden, daß diese *zur Zeit der Tat sich in einem Zustand schwerer Verstimmung und höchster Erregung befunden hat,* Umstände, welche ihre Handlungsweise weitgehend beeinflußten und ihre Kritikfähigkeit beeinträchtigten. So wie ein gequältes Individuum seine Peiniger in höchstem Affekt ohne Bedacht auf die Folgen seiner Handlung attackiert, so hat auch die Untersuchte die sichtbare Manifestation ihres ausweglos scheinenden Mißgeschickes niedergebrannt.

Als Resümee ergibt sich: *L. M. ist wohl eine abartige Persönlichkeit, nicht aber geisteskrank.* Sie war es auch nicht zum Zeitpunkt des von ihr begangenen Verbrechens, wohl aber befand sie sich damals infolge der oben geschilderten äußeren Umstände in einem *Zustand schwerer Verstimmung und höchster Erregung, wodurch ihre psychische Reaktion und ihre Handlungsweise in hohem Grade beeinflußt wurden.*

Die beiden zitierten Fälle — Maria H. und Leopoldine M. — haben vieles gemeinsam, sind aber forensisch, wie es die Gutachten erläuterten, ganz verschieden zu beurteilen. Bei beiden Frauen kam es als Endpunkt einer lang dauernden, krankhaften seelischen Entwicklung zu aggressiven Handlungen. Jedesmal wurde ein Objekt zu vernichten versucht, welches bei Maria H. tatsächlich ein feindliches war, bei Leopoldine M. die Repräsentanz einer unerträglichen Situation darstellte. — Im ersten Fall wurde versucht, das Objekt, eine stark lärmende Kühlanlage, durch verschiedene Manipulationen zu vernichten, im zweiten Fall das Anwesen des nicht geliebten Gatten durch Brand zu zerstören. — Die psychopathologische Entwicklung, die zu den genannten verbrecherischen Handlungen führte, ist in beiden Fällen verständlich und einfühlbar. Diese Einfühlbarkeit wird in den zusammenfassenden Gutachten besonders unterstrichen, bei der Maria H., wenn man von ihrem hohen Alter absieht, aus der Besonderheit der Umstände, also aus vorwiegend exogenen Ursachen, verständlich. — Bei der Leopoldine M. ist es einerseits die eigenartige Persönlichkeit und anderseits auch wieder eine Reihe von äußeren Umständen, welche die Einfühlbarkeit bewirken. — Nun hat sich im ersten Fall eindeutig eine paranoide Entwicklung, also eine psychotische Reaktion angebahnt, im zweiten haben aber neurotische Mechanismen zu einer hysterischen Entwicklung geführt. — Es hat also die erste Pat. ihre verbrecherische Handlung im Verlauf einer geistigen Erkrankung vom Wert einer Psychose, die zweite Untersuchte dagegen ihr Verbrechen in einem hysterischen Zustand begangen. Der § 2 Absatz a bis c, des öStG. erkennt als strafausschließend nur Geistesstörungen an, nicht aber die Hysterie, andere Neurosen oder Psychopathien. Es besteht aber für den Richter die Möglichkeit, insbesondere wenn der psychiatrische Sachverständige das Gutachten entsprechend formuliert, den § 46, der die Milderungsumstände, welche auf die Person des Täters Beziehung haben, in seinem Absatz a anzuwenden. — Wenn daher die Diagnose einer Geisteskrankheit, die ihrer Dignität nach den Absätzen a bis c des § 2 öStG. entspricht, vorliegt, kann der Richter die Kranke exkulpieren. Bestehen aber andere psychische Veränderungen, ist auf Grund des psychischen Befundes allein eine Exkulpierung nicht möglich.

Das Entscheidende im psychiatrischen Gutachten ist daher die richtige Diagnose und nicht die Nachfühlbarkeit der psychologischen Entwicklung, die zum Verbrechen führte, oder gar die Verstehbarkeit der Tat. — Die beiden oben dargestellten Fakultätsgutachten illustrieren dies in besonders anschaulicher Weise. — Beide Male steht man als Begutachter affektiv auf seiten der Täterin, um so mehr, als es sich um ansprechende sympathische Persönlichkeiten handelt. Man wäre also allein aus der Verstehbarkeit und Einfühlbarkeit heraus leicht verleitet, die Gutachten so zu formulieren, daß der Richter vielleicht die Möglichkeit hätte, in beiden Fällen zu exkulpieren. Solange der § 2 öStG. aber in seiner jetzigen Formulierung gilt, bzw. die verminderte Zurechnungsfähigkeit gesetzlich nicht verankert ist, hat sich das psychiatrische Gutachten unbeschadet der Verstehbarkeit der Tat, nur im Hinblick auf die Diagnose an den Buchstaben des Gesetzes zu halten. Wir meinen, daß dies auch gut sei, da andernfalls die psychiatrische Beurteilung von Verbrechen höchst nachteilige Folgen haben und weitgehend von der persönlichen Einstellung des Begutachters abhängig sein würde. Es könnte der Zustand resultieren, daß der größte Teil verbrecherischer Handlungen, als Endpunkt einer krankhaften psychischen Entwicklung angesehen, straffrei bliebe. — Ob überhaupt die immer wieder und auch von Wagner-Jauregg geforderte gesetzliche Fixierung der sogenannten verminderten Zurechnungsfähigkeit von Vorteil wäre, ist zumindest problematisch. Kurt Schneider spricht 1956 über sie, die im deutschen Strafgesetz enthalten ist, nicht sehr positiv, da sie, wie er meint, die klinisch-diagnostische Unsicherheit und Verlegenheit mancher Untersuchter decken und diese zu „vermindert zurechnungsfähigen Sachverständigen" machen könne. Diese Äußerung enthält viel Wahres. Bei geistig Abwegigen, aber nicht im Sinne des § 2 geisteskranken Personen hat der österreichische Richter im schon erwähnten § 46 immer die Möglichkeit, Rücksicht walten zu lassen.

Die beiden angeführten Fakultätsgutachten entkräften eindeutig die oben zitierte Meinung gewisser Kreise, die Kenntnisse psychologischer, insbesondere tiefenpsychologischer Vorgänge und Entwicklungen beeinflusse die psychiatrische Beurteilung verbrecherischer Handlungen nachteilig. Wie gezeigt wurde, kann das Wissen um solche Mechanismen, wenn die Diagnose eindeutig erstellbar ist, keine andere Beurteilung als die vor dem Gesetz zulässige bringen. Man darf daher auch nicht von einer „guten alten Psychiatrie" zur Zeit Wagner-Jaureggs sprechen und behaupten, die heutige forensische Psychiatrie sei durch psychologischen Firlefanz verwässert. Da das österreichische Strafgesetz sich seit der Zeit Wagner-Jaureggs im wesentlichen nicht geändert hat, bleibt auch, entsprechende Sachkenntnis und persönliche Korrektheit des Gutachters vorausgesetzt, die psychiatrische Beurteilung krimineller Handlungen dieselbe wie damals.

IV

Eingangs wurde darauf hingewiesen, daß die Institution des Fakultätsgutachtens seinerzeit, das ist zu Ende des vorigen Jahrhunderts, sehr umstritten war. Obwohl es sich seit damals bewährt hat und heute zum festen Bestand der ärztlichen Gutachtertätigkeit gehört, bestehen auch jetzt noch die seinerzeit gegen das Prinzip des Fakultätsgutachtens geäußerten Bedenken zurecht. Vorteile sind, daß 2 Referenten zur Ausarbeitung des Gutachtens bestimmt werden und daß der Beurteilung in der Regel eine mehrwöchige Beobachtungsdauer in einer geschlossenen Abteilung vorausgeht. Dadurch basiert es auf dem Ergebnis ständiger Beobachtung, täglicher Exploration des Kranken und aller der modernen Psychiatrie zur Verfügung stehenden Hilfsmittel. Einen weiteren Vorteil stellt die Verlesung des Gutachtens in der Ausschußsitzung des Dekanates der medizinischen Fakultät dar. Die daran anschließende Diskussion wird um so fruchtbarer sein, je mehr Psychiater als Mitglieder des Lehrkörpers der Universität zur Verfügung stehen. Dadurch wird das Gutachten von verschiedenen Seiten und nach verschiedenen Gesichtspunkten beleuchtet und besprochen, insbesondere dann, wenn die einzelnen Diskussionsredner je nach ihrer Einstellung mehr klinisch-psychiatrisch oder tiefenpsychologisch orientiert sind. Dadurch besteht auch die Möglichkeit, den Entwurf des Gutachtens, entsprechend begründeter Argumente anderer, abzuändern oder diese Argumente in den Entwurf einzubauen. Es sei darauf hingewiesen, daß in der Regel die Entwürfe der Fakultätsgutachten einstimmig angenommen werden, daß aber in vereinzelten Fällen sehr lebhafte Diskussionen zustande kommen, wodurch gewisse Änderungen des Gutachtens notwendig werden. Schließlich können, was ebenfalls als Vorteil betrachtet werden muß, in der Kollegiumsitzung von den Ordinarien der anderen medizinischen Lehrkanzeln auch noch Einwände gegen das Gutachten erhoben werden. Es ist als Positivum zu betrachten, wenn bedeutende Mediziner, die keine Psychiater sind, ihre Einwände gegen psychiatrische Expertisen vorbringen. Sie argumentieren dadurch psychiatrische Fragen ähnlich wie Nichtmediziner und Juristen, ein Umstand, der dem Psychiater wertvolle Fingerzeige geben kann. Diesen Vorteilen der Institution des Fakultätsgutachtens, welche sich vor allem auf die medizinische Seite desselben beschränken, können eine Reihe von negativen Argumenten entgegengehalten werden, die von der Jurisprudenz herkommen. Wir folgen auch hier wieder den Ausführungen DOUDAS, welcher sich bemüht, eine möglichst günstige, für Juristen und Mediziner gleichermaßen tragbare Basis der Institution dieses höchsten medizinischen Sachverständigengutachtens zu finden. Das Fakultätsgutachten ist ein Gemeinschaftsgutachten und anonym. Es ist nur vom Dekan der medizinischen Fakultät gezeichnet, ein Umstand, der erst vor wenigen Jahren, bedingt durch eine Reihe von Polemiken in der Öffentlichkeit, sich entwickelte. Derartige, allerdings nicht anonyme Gutachten eines Sachverständigenkollegiums gibt es auch auf anderen Spezialgebieten des Strafprozeßrechtes. Einem Gemeinschaftsgutachten wird meist eine höhere Dignität zuerkannt als dem eines einzelnen Sachverständigen, wobei aber die Frage offen bleibt, ob tatsächlich die Majorität immer im Recht ist. So kann es vorkommen, daß durch die Abstimmung eine Meinung in dem Gutachten zum Ausdruck gebracht wird, welche mit der vielleicht wohlbegründeten Ansicht einer Minorität desselben Kollegiums kontrastiert. Um dies zu vermeiden, wird bei Fakultätsgutachten, die nicht einstimmig angenommen werden, die endgültige Fassung desselben auch auf die Ansicht der Minorität abgestimmt.

Eine immer wieder diskutierte Frage, die mit dieser Gutachtensform in Zusammenhang steht, ist, ob das Fakultätsgutachten in der Hauptverhandlung nur zu verlesen oder ob ein Vertreter der medizinischen Fakultät bzw. anderer Psychiater als Sachverständiger dazu zu vernehmen sei. Eine zweite Frage, ob dieser vor Gericht das Gutachten zu interpretieren, es selbständig zu erweitern oder gar ein neues Gutachten abzugeben hätte. Douda sagt, daß hinsichtlich der ersten Frage Lehre und Rechtsprechung sich diametral gegenüber stünden. Die Lehre vertritt nämlich den Standpunkt, eine Überprüfung des Fakultätsgutachtens durch in der Hauptverhandlung beigezogene Ärzte sei zulässig. Wäre dies nicht der Fall, entzöge man dem Richter die Mittel zur Überprüfung und beschränke ihn ungerechtfertigt in der Auswahl der ihm zur Lösung der Schuldfrage zu Gebote stehenden Erkenntnisquellen (S. Mayer). Ein weiteres Argument für die Einvernahme von Sachverständigen zum Fakultätsgutachten ist der Umstand, daß dieses Gutachten eben deswegen verlangt wurde, weil Widersprüche bei Vorbegutachtern bestanden hätten oder die Sache von besonderer Wichtigkeit sei. Gerade deswegen wäre es unverantwortbar, die Parteien ihres Befragungsrechtes zu berauben (Lohsing-Serini). Schließlich wird von juridischer Seite darauf hingewiesen, daß die Begründung des Gutachtens kritisch ins Auge gefaßt werden müsse, weil sonst die Gefahr bestünde, ein Sachverständigengutachten würde als Orakel hingestellt (Glaser, de Griez).

Diesem Standpunkt der Lehre steht nun die juridische Praxis gegenüber: Bereits in seiner Entscheidung 84 vom 15. Oktober 1875 hat, wie Douda nachweist, der Kassationshof den Grundsatz ausgesprochen, die Überprüfung des Fakultätsgutachtens durch andere Sachverständige sei mit Rücksicht auf seine hohe wissenschaftliche Bedeutung unzulässig. Ähnlich die Entscheidung KH 3913 vom 4. Jänner 1912, wonach es unzulässig sei, einzelne Mitglieder der medizinischen Fakultät, die an der Erstellung des Gutachtens beteiligt waren, zur Vertretung desselben vorzuladen. Diesen Standpunkt vertritt der Oberste Gerichtshof noch immer. Trotzdem wurden für die Hauptverhandlungen, in denen die 23 dieser Arbeit zugrunde gelegten Fakultätsgutachten verlesen wurden, bisher dreimal Ladungen an die Referenten ausgesandt, damit sie dort als Sachverständige aussagen. Nur in Fall 19 (Leo W.) wurde dieser Ladung Folge geleistet. Dies war zu einem Zeitpunkt, als das Fakultätsgutachten noch nicht anonym, sondern neben dem Dekan von beiden Referenten gezeichnet dem Gericht zuging. Die beiden anderen Ladungen wurden unter Hinblick auf die Anonymität des Fakultätsgutachtens und unter Hinweis auf den bisherigen Standpunkt des Kassationshofes bzw. Obersten Gerichtshofes vom Dekan abgelehnt.

Es besteht somit ein Dilemma in der Anschauung und dem Standpunkt der medizinischen Fakultät auf der einen und dem praktischen Bedürfnis der Jurisprudenz auf der anderen Seite. Douda ist der Ansicht, es sei unter allen Umständen zweckmäßig, zur Hauptverhandlung, in der ein Fakultätsgutachten verlesen werde, einen Angehörigen der Fakultät zu laden. Dessen Stellung wäre in der Hauptverhandlung eine zweifache. Erstens könnte er, wenn neue Tatsachen und Beweise hervorkommen, die der Fakultät noch nicht bekannt waren, als selbständiger Sachverständiger vernommen werden, sein Gutachten wäre dann das eines einzelnen Sachverständigen. Wäre ihm die Beantwortung der neu aufgetretenen Fragen zu schwierig, hätte er die Möglichkeit, eine weitere Ergänzung des Fakultätsgutachtens durch die Fakultät vorzuschlagen. Zweitens könnte die Aufgabe des geladenen Fakultätsmitgliedes nur in der Erläuterung bzw. Verständlichmachung des Fakultätsgutachtens bestehen. Dann hätte er nicht seine eigene, sondern lediglich die Meinung der Fakultät wiederzugeben. Soweit der Standpunkt des Juristen, von welchem der Vorschlag, den Sachverständigen zur Interpretierung des Fakultätsgutachtens zu laden, auch für den Mediziner akzeptabel wäre. Diese könnte aber auch durch einen der ständigen gerichtlich beeidigten Sachverständigen, also ohne Zuziehung eines Mitgliedes der Fakultät, erfolgen. Der Ansicht aber, einem Fakultätsmitglied zuzumuten, das Gutachten eventuell zu korrigieren, kann medizinischerseits nicht zugestimmt werden, da es sich über die Konklusionen des Fakultätsgutachtens, der höchsten wissenschaftlichen Institution seines Faches, nicht hinwegsetzen kann.

Es erhebt sich daher die Frage, ob nicht trotz der im allgemeinen guten Bewährung des Fakultätsgutachtens eine Änderung der höchsten Sachverständigengutachten in medizinischen Belangen angezeigt wäre. Ein Entgegenkommen sowohl an die Mediziner als auch an die Juristen, welches den Wünschen beider Gruppen entspräche und trotzdem höchste Autorität besäße, wäre folgender Vorgang: Das Gericht würde drei Personen mit der psychiatrischen Untersuchung fraglich geisteskranker Krimineller beauftragen: den Ordinarius für Psychiatrie, den Lehrbeauftragten für forensische Psychiatrie, wenn ein solcher nicht vorhanden, ein anderes Mitglied des Lehrkörpers mit dem Fach Psychiatrie und einen erfahrenen praktischen Gerichtspsychiater. Diese drei könnten gemeinsam, wieder auf Grund einer lang dauernden klinischen Beobachtung in einer geschlossenen Abteilung, am besten der psychiatrischen Universitätsklinik, den zu Untersuchenden laufend sehen und untersuchen. Ihr Beobachtungsergebnis würde zu einer gemeinsamen gutachterlichen Äußerung aller 3 Sachverständigen zusammengefaßt, dem Gericht als *Gemeinschaftsgutachten* vorgelegt werden. Der Richter hätte nun die Möglichkeit, einen der 3 Autoren dieses Gutachtens zur Hauptverhandlung zu laden, bei welcher dieser ermächtigt wäre, das Gutachten zu vertreten, eventuell zu ergänzen und zu erläutern. Es könnte diese Form des Gemeinschaftsgutachtens die höchste Instanz des medizinischen Sachverständigengutachtens im Strafverfahren werden, oder, wie BREITENECKER anregte, als Zwischeninstanz vor der höchsten und letzten, dem bisherigen Fakultätsgutachten eingeschoben, dieses auf ganz seltene Fälle beschränken.

V

Die folgenden Ausführungen beschäftigen sich mit dem Problem der Amnesie in der forensischen Psychiatrie und basieren auf einem Beobachtungsmaterial, das aus strafrechtlich verfolgten Personen besteht, die nicht als geisteskrank im Sinne des österreichischen Strafgesetzes zu bezeichnen waren.

Die Fragen, die an den Psychiater vom Gericht bei Vorliegen einer Amnesie gestellt werden, sind: Ist die Amnesie eine tatsächliche oder eine simulierte bzw. wenn die Amnesie als tatsächlich existent erkannt ist: Erfolgte das Verbrechen während der Dauer des Zustandes, der die Amnesie zur Folge hatte, oder trat die Amnesie und damit der fragliche pathologische Geisteszustand erst nach dem Verbrechen auf. Als Amnesie definiert sich eine zeitlich und inhaltlich begrenzte Erinnerungslücke, welche eine teilweise oder vollständige sein kann. Die Amnesie kann eine einfache, retrograde oder anterograde sein. Die Begrenzung der durch die Amnesie bedingten Erinnerungslücke wird bei Beurteilung verbrecherischer Handlungen während derselben möglichst exakt erfolgen müssen. Die *einfache Amnesie* ist am besten am Beispiel einer Gehirnerschütterung abzulesen, setzt mit dem Trauma ein und hört mit dem Ende der Bewußtlosigkeit auf. Die *retrograde Amnesie* beginnt eine bestimmte Zeit vor der Schädelverletzung und dauert bis zum Aufwachen, während die *anterograde Amnesie* eine Erinnerungslücke zurückläßt, welche über das Aufwachen aus der gestörten Bewußtseinslage hinüberreicht. Es ist viel leichter, den Beginn der Amnesie festzustellen als ihr Ende: denn durch die klinische Beobachtung wird man nur selten mit Sicherheit feststellen können, ob der Pat., aus einer Bewußtlosigkeit erwachend, schon tatsächlich in einer Bewußtseinslage sich befindet, welche ihm ein klares Denken, Wollen und Handeln ermöglicht. Es ist oft zu beobachten, daß der Kranke bereits einen klaren und geordneten Eindruck macht und sinngemäß agiert, aber später von dieser seiner Handlungsweise nichts weiß. Unter Hinblick auf diese Umstände ist der Begriff der anterograden Amnesie vor allem bei Vorliegen eines Delikts nur mit großer Vorsicht zu beurteilen. Als *retardierte Amnesie* wird eine solche bezeichnet, bei der nach Abklingen des die spätere Erinnerungslücke bewirkenden Krankheitszustandes zuerst Erinnerung vorhanden ist, die in der Folgezeit aber schwindet. Diese sehr seltene Amnesieform soll nach epileptischen Dämmerzuständen auftreten können. Als *katathyme Amnesie* bezeichnen manche eine solche, die sich nur auf bestimmte Ereignisse bezieht und die wohl niemals in der Folge einer organischen Hirnschädigung auftreten wird.

Es fehlt nicht an Versuchen, die Amnesien unter Hinblick auf ihre Ursachen einzuteilen. GRUHLE spricht 1. von *Amnesie durch Einengung*, welche vor allem durch Nichtbeachtung bedingt sei, 2. von *Amnesie durch Trübung*, die durch Vergiftungen, epileptische und hysterische Dämmerzustände und Schädeltraumen zustande käme, 3. von *Amnesie durch nachträgliche Vernichtung*, auch wieder verursacht durch Schädeltraumen, Vergiftungen, Strangulation, selten durch epileptische Manifestationen und 4. von *Amnesie durch nachträgliche Ausschaltung* (Komplexamnesie). Für Zwecke der forensischen Psychiatrie, welche zwingt, medizinisch nicht Vorgebildeten über Ursachen der Amnesie zu berichten, eignet sich sehr die einfache und klare Einteilung der Amnesien nach SADLER: 1. die *pathologischen*, 2. die *psychologischen* und 3. die *simulierten Amnesien.* In der ersten Gruppe sind alle durch organische Schädigungen des Gehirns bedingten Erinnerungslücken enthalten, in der zweiten alle durch psychische und psychogene Mechanismen verursachten Amnesien. BASH teilt neuerdings die Amnesien in 5 Gruppen: 1. *Dissoziationsamnesie*, welche durch Abspaltung bzw. Verdrängung psychischer Inhalte entsteht und unterhalten wird. Sie kommt nicht nur bei Neurotikern — insbesondere Hysterikern —, sondern auch bei Psychopathen und bei Schizophrenen vor. 2. Die *Amnesie nach Ausnahmszuständen.* Mit dem Ausdruck Ausnahmszustand meint BASH verschiedene Krankheitsvorgänge: Verwirrtheitszustände, alle Formen des akuten exogenen Reaktionstyps, akute Schübe einer Schizophrenie, epileptische Psychosen und anderes mehr. Er selbst hält den Ausdruck Ausnahmszustand für alle diese Krankheitsbilder nicht für gut, nimmt aber als ihr Gemeinsames den klinisch faßbaren Verwirrtheitszustand. Das Wesentliche ist also die *Verwirrtheit.* BASH meint, daß die Amnesien danach zumindest teilweise durch Hypnose aufhellbar wären. 3. Die *retrograde Amnesie.*

Sie entstünde durch schwere Hirnschädigungen infolge von Schädeltraumen, Vergiftungen, Strangulation usw. Der psychopathologische Zustand, welcher die retrograde Amnesie nach sich zieht, ist die Bewußtlosigkeit. Im Gegensatz zu der früheren Gruppe der Amnesien, wo die Verwirrtheit das gemeinsame Kriterium verschiedener Krankheitsbilder war, ist es bei der retrograden Amnesie die klinisch faßbare *Bewußtlosigkeit*; sie ist wieder zum Unterschied gegen die vorhergehende Gruppe durch Hypnose nicht aufhellbar. 4. *Hirnfokale Amnesien.* Damit sind Aphasien, Apraxien und Agnosien gemeint, wobei auf die Arbeiten von K. CONRAD Bezug genommen wird. In einer 5. Gruppe unterscheidet BASH *Amnesien,* welche auf der einen Seite *durch Störungen des Frisch-*, auf der anderen Seite durch Störungen des *Alt-Gedächtnisses* bedingt sind.

Nicht nur von Interesse, sondern auch von forensischer Bedeutung ist die mögliche Aufhellbarkeit einer Amnesie. Diese kann allein durch die Zeit — also vom Pat. her — oder durch entsprechend geschickte Exploration, durch Hypnose oder durch Narkoanalyse von seiten des Untersuchers erfolgen. Die beiden letzten Hilfsmittel sind in der gerichtlichen Psychiatrie nicht möglich, da sie die Willensfreiheit des Untersuchten beeinflußen und im Widerspruch zur österreichischen Strafprozeßordnung stünden. Sie werden in anderen Ländern aus analogen Gründen abgelehnt. An sich ist es fraglich, ob ein Verbrecher, der nicht reden will, in Hypnose oder unter Einwirkung einer Droge aussagen bzw. die Amnesie verlieren würde. Somit ist der Wert der beiden Methoden für die Wahrheitsfindung ein sehr problematischer. Besonders im dritten Jahrzehnt dieses Jahrhunderts wurde viel über die Aufhellbarkeit von Amnesien publiziert. (PÖTZL, STRÄUSSLER, SCHILDER, GRUHLE, SCHEID, E. BRAUN, BUMKE u. a.) Neben der Aufhellbarkeit an sich wurde die Möglichkeit einer solchen für die Diagnostik der Art der Amnesien herangezogen. Bei Anwendung der Einteilung von SADLER ergibt sich, daß pathologische Amnesien entweder nicht oder teilweise aufhellbar sind, wobei im zweiten Fall ein Rest — die sogenannte Kernamnesie — nicht zu beeinflussen ist. Die psychologische Amnesie kann ganz, teilweise oder gar nicht aufgehellt, die simulierte Amnesie bei dauerndem Widerstand des Untersuchten nicht aufgehellt werden. Auf solche und hysterische Amnesien sind nach BUMKE abnorm lange Erinnerungslücken von vielen Wochen oder Monaten immer suspekt. Für die Aufhellbarkeit ist die affektive Einstellung des Pat. zur Amnesie von großer Bedeutung. Dies vor allem unter Hinblick darauf, ob er im Zusammenhang mit der Amnesie ein strafbares Delikt begangen oder sonst ein schlechtes Gewissen hat. Erwartet sich der Untersuchte, egal welche Amnesieform vorliegt, vom Bestehen dieser einen Vorteil, wird sie sich viel schwerer aufhellen lassen als sonst. Im Folgenden seien die

8 Fakultätsgutachten dargestellt, welche über Verbrecher erstattet wurden, die für ihre Tat eine Amnesie behaupteten.

Fall 10. Franz W., 33 Jahre alt, Hilfsarbeiter, wurde zum Zwecke dieses Gutachtens vom 10. bis 27. Dezember 1952 an der Wiener Psychiatrischen Universitätsklinik stationär beobachtet. Er ist angeklagt, am Samstag, den 18. März 1951, durch Brandlegung am Wirtschaftsgebäude des Pfarrhofes in G. G. einen Schaden von fast 300000 S verursacht zu haben.

Das Fakultätsgutachten wird deswegen verlangt, weil 2 einander widersprechende gutachtliche Äußerungen vorliegen. Das erste von *Dr. U.* unter dem Datum vom 5. Oktober 1951, ergänzt durch ein zweites, kurzes Gutachten vom 5. Februar 1952, kommt zu dem Schluß, daß „W. sich zur Zeit der Tat mit großer Wahrscheinlichkeit in einem Rauschdämmerzustand, also im Zustand einer zeitweiligen Sinnesverwirrung befand". Das zweite Gutachten, von *Dr. S.*, unter dem Datum des 30. April 1952, äußert, „es hätten sich keine hinreichenden Anhaltspunkte dafür ergeben, daß sich W. zum kritischen Zeitpunkte, am 18. März 1951, in einer psychischen Verfassung befunden habe, die unter dem Begriffe einer abwechselnden Sinnenverwirrung oder Sinnenverrückung zu subsumieren wäre".

Sowohl bei der Aufnahme in die Klinik als auch während seines weiteren Aufenthaltes war W. zeitlich, örtlich und persönlich voll orientiert, bei klarem Bewußtsein, zeigte geordneten Gedankenablauf. Die Schilderung seines Lebenslaufes erfolgte flüssig. Bei Erwähnung der Umstände seiner Straftat zeigt er eine gewisse Zurückhaltung, wird unruhig und gibt nur zögernd Auskunft; er sei ein außereheliches Kind, habe seine Mutter nie gekannt, denn diese hätte ihn am 8. Tag nach seiner Geburt zu den Eltern des Vaters in Pflege gegeben. Nach der Erzählung der Großeltern soll sie dabei das Kind mit den Worten „da habts den Gschropen" auf den Tisch der Wohnung gelegt haben und dann verschwunden sein. Die Mutter sei ihm gegenüber nie erwähnt worden und auf seine Fragen sei ihm erwidert worden, daß sie nicht da sei und er sich nicht um sie zu kümmern brauche. Der Vater sei Fleischhauer in einem andern Ort gewesen und wäre alle 8 bis 14 Tage gekommen, um das Kind zu besuchen. Den Vater habe W. als sehr lieben und netten Menschen in Erinnerung. Er habe zwar wenig zum Unterhalt des Kindes beigetragen, aber oft ausgeholfen. Über die Ursache der Trennung seiner Eltern wisse er nichts. Die Großeltern wären jedenfalls strikte gegen jede Verbindung gewesen.

Bei den Großeltern habe er es soweit gut gehabt, wobei die Großmutter das bestimmende Element in der Familie gewesen sei. Sie konnte sehr gütig sein, um bald darauf wieder Schimpforgien auf den Untersuchten oder auf ihren Mann loszulassen. Die Stimmung der Großmutter sei überhaupt sehr wechselnd und unberechenbar gewesen. In schlechter Stimmung habe sie tagelang den Haushalt nicht versorgt, habe alles liegen und stehen lassen, so daß W. für sein Essen habe selbst sorgen müssen. Der Großvater sei ein weicher, gutmütiger Mensch.

W. habe 8 Volksschulklassen mit gutem Erfolg besucht. Mit seinem Vater hatte er nach dessen Einrückung keinerlei Verbindung mehr gehabt und es wäre ihm auch nicht nahegegangen, daß der Vater im Krieg verschollen sei, denn die Großeltern wären damals wie seine Eltern gewesen. Nach Austritt aus der Schule sei er als Schlosserlehrling in die Wiener Lokomotivfabrik eingetreten. Im Lehrlingsheim wohnend, habe ihm die strenge Erziehung dort gar nicht behagt. Er sei öfter über den Ausgang hinaus weggeblieben und hätte verschiedentlich deswegen Anstände gehabt. Nach 1945, als die Fabrik keine Lehrlinge behielt, hätte er kurzfristig bei einem Gewichteerzeuger gearbeitet, den er aber, weil ihm die Arbeit nicht behagte, bald wieder verließ. 1946 wieder in die Lokomotivfabrik eingetreten, sei er bei Beendigung der Lehrzeit entlassen worden, da er manchmal bis zu einer Woche zur Arbeit nicht erschienen sei. Von diesem Zeitpunkte an sei er bis 1948 in Österreich herumgezogen, um Arbeit zu suchen, blieb aber immer nur kurze Zeit auf einem Posten, da ihm einmal dies, einmal jenes nicht paßte. Er habe immer, wenn kleine Schwierigkeiten auftraten, gekündigt und so in den Tag hineingelebt. 1948 sei er in die Wirtschaft der Großeltern zurückgekehrt, wobei ihn die Großmutter nicht sehr freundlich empfangen habe; versprach ihm aber, wenn er sich anständig aufführen werde, könne er später den Hof übernehmen. Das Verhältnis zur Großmutter sei jetzt nicht besonders gut gewesen, da sie ihm immer Vorhalte machte, weil er dauernd fortgehe. Die Großmutter habe ihm auch gedroht, den Hof zu verkaufen und ihn vom Hof zu weisen. Zu dieser Zeit habe er gelegentlich getrunken, meist zum Wochenende. Er kam dabei auf 4 bis 8 viertel Liter Wein, sei aber allerdings nur selten betrunken gewesen. Im Rausch wohl ruhig, allerdings leicht beleidigt und gereizt, sei er auch wegen böswilliger Sachbeschädigung im alkoholisierten Zustand zu einer Strafe von 1 Monat Arrest bedingt verurteilt worden.

Am Samstag, den 18. März 1951, wäre er nach der Kirche in das Gasthaus gegangen und habe dort etwa 2 Viertel Wein getrunken; da die Großmutter gesagt habe, daß sie an diesem Tag kochen werde, sei er erst mittags nach Hause zurückgekehrt. Als er nach Hause kam, wäre nichts zu essen dagewesen; so kochte er sich selbst. Nach dem Essen holte ihn ein Freund zu einer Namenstagsfeier ab, die wieder im Gasthaus stattfinden sollte. Dabei wurden von 7 bis 8 Personen 13 oder 14 Liter Wein konsumiert. Es sei sehr lustig gewesen; da er sich aber nichts zum Essen kaufen konnte, hätte er einen richtigen Rausch bekommen. Er wisse dann nur noch, daß er sich gegen Abend in der Wirtschaftsstube im Rausch sitzend befunden habe. Die Wirtsstube war leer und er dürfte eingeschlafen gewesen sein. Dann habe er seinen Hut genommen, wisse aber nicht, ob er einen Mantel angezogen hätte oder nicht. Er könne sich dunkel erinnern, daß er eine Literflasche Wein vom Tisch mitgenommen habe. Er glaube, er sei damals schon ziemlich berauscht gewesen, wenn er dies auch nicht genau sagen könne. Wohin er dann gegangen sei, könne er sich gar nicht erinnern, er habe nur kurze, schattenhafte Erinnerungen, daß er einmal aus der Flasche getrunken habe und als nächste Erinnerung, daß er Feuer gesehen habe; er sei dann irgendwo herumgeklettert und erst im Hause des Bürgermeisters wach geworden. Er hätte nicht gewußt, wo er sei und auch die Leute nicht erkannt, die um ihn gestanden wären. Alles war ganz verschwommen. Irgend jemand habe gesagt „brennen tuts und der Kirchturm brennt". Er müßte dann wohl mit der Menge mitgegangen sein, habe auf einmal naß verspürt, wie wenn er angeschüttet würde. 3 Männer hätten ihn gepackt, die er nicht gekannt habe und ihn gefragt: „Franz, was ist?" Später habe man ihm erzählt, er sei im Schweinestall aufgefunden worden. Dann habe er ein Gefühl gehabt, als ob man ihn trage, hätte wohl sprechen gehört, aber den Sinn der Worte nicht verstanden. Schließlich habe er einen Stich verspürt (später hätte man ihm erzählt, daß der Arzt da war) und 2 Leute hätten ihn nach Hause gebracht. Dort habe er sich gleich schlafen gelegt, müßte aber vorher noch zu den Großeltern gesagt haben, daß es beim W. brenne. Am nächsten Tag hätte er mit Befremden gesehen, daß seine Hose zerrissen sei, die Kleider schmutzig und naß waren. Er hätte sich geniert, daß er, obwohl er der Feuerwehr angehört, beim Brand betrunken gewesen sei und nicht hätte helfen können. Einige Tage später hätte ihn die Polzei zu einigen Verhören geholt. Dort habe er ein Geständnis abgelegt, obwohl er genau wisse, daß er sich an die Vorgänge überhaupt nicht erinnern könne. Man hätte damals von „mildernden Umständen“ u. dgl. gesprochen und so wäre es dazu gekommen. Heute glaube er, daß er es bestimmt nicht gewesen sei.

2 Monate vor der Brandlegung hätte er nach einem Streit mit seiner Großmutter damit gedroht, daß er das Anwesen anzünden werde und sich selbst aufhängen will. Er hätte dies aber nicht im Sinne gehabt und erst als die Großeltern einen Mann zur Hilfe geholt hätten, der auf ihn zugetreten sei, hätte er mit Zündhölzern zu spielen begonnen. Dieser Mann wäre dann über ihn hergefallen. Es wäre aber nichts weiter passiert.

Der körperliche und neurologische Befund des W. ist vollkommen normal. Das EEG. ergibt auch einen normalen Befund. Das Ergebnis der psychologischen Teste lautet: Bei einer durchschnittlichen intellektuellen Begabung zeigt der Pat. das Bild einer hysteriformen Persönlichkeit mit psychopathischen Zügen. Allgemeine Oppositionstendenzen, möglicherweise auch Tendenz zu pseudologistischen Aussagen.

Im folgenden sei ein kurzer Auszug aus der Zeugenaussage des Arztes Dr. Sch. vom 21. März 1951 gegeben, welcher den W. am Abend des Brandes zweimal untersucht hat. „Ich konnte lediglich einen starken Alkoholgeruch aus dem Munde feststellen. Auf Grund meines Untersuchungsergebnisses gelangte ich zur Feststellung, daß die Bewußtlosigkeit des W. von diesem nur vorgetäuscht war. Rauchgasvergiftung ist gänzlich ausgeschlossen, ebenfalls war er keineswegs so stark alkoholisiert, daß er etwa durch übermäßigen Alkoholgenuß das Bewußtsein vorübergehend verloren haben könnte. Als er sich vom Boden erhoben hatte und vor mir stand, reagierte er auf meine Fragen und gab auch klare, vernünftige Antworten.“ Bezüglich der zweiten Untersuchung gibt Dr. Sch. an: „Meine abermalige Untersuchung ergab denselben Befund wie vorher. Die Augen waren nicht verdreht, Pupillenreaktion normal. Ich äußerte mich den anwesenden Personen gegenüber, daß W. lediglich markiere, aber niemals bewußtlos sein kann. Um W. von seiner vorgetäuschten Bewußtlosigkeit abzubringen, gab ich ihm eine Koffeininjektion. Dazu wählte ich absichtlich eine dicke Nadel, um Schmerzensäußerungen beim Injizieren festzustellen. W. zuckte tatsächlich mit den Augenlidern, was er in bewußtlosem Zustande niemals getan hätte und sprang sofort nach Herausziehen der Nadel auf. Also war das Koffein noch gar nicht zur Wirkung gelangt.“ Anschließend äußert Dr. Sch.: „Ich möchte zusammenfassen, daß W. am fraglichen Abend keineswegs derart alkoholisiert war, daß man von einer Bewußtseinsstörung oder gar Bewußtlosigkeit sprechen kann“.

In seinem Geständnis am 22. März 1951 erzählt W. über den Hergang der Tat folgendes: Nachdem er zuerst auch die näheren Umstände seines Gasthausbesuches und des schließlichen Verlassens der Gastwirtschaft schildert, beschreibt er dann den Weg zum Pfarrhof und schildert, daß er unterwegs einigemale aus der mitgenommenen Flasche Wein getrunken und sich eine Zigarette anzuzünden versucht habe. Weiters schildert er, wie er an einem 2 Meter hohen Bretterzaun, der den Pfarrhofgarten abschließt, hinaufgeklettert sei und gibt dann weiter wörtlich an: „Ungefähr an dieser Wegecke (es ist damit ein Winkel des Zaunes, dem der Weg anscheinend folgt, gemeint), kam mir plötzlich ein Gedanke, der mir eingab, anzünden zu müssen. Einen Augenblick später trat ich an die Bretterwand, griff mit den Händen nach den Bretterenden und zog meinen Körper über die Wand." Etwas weiter unten: „Im Pfarrhofgarten befindlich, habe ich sofort die Richtung nach dem Wirtschaftsgebäude des Pfarrhofes eingeschlagen, von meinem Standpunkt aus auf der linken Seite des Wirtschaftsgebäudes angekommen sah ich, daß ein Teil dieses Traktes offen war. Ich ging ein paar Schritte hinein und stieß auf einen Strohhaufen. Ich blieb stehen, griff in die Manteltasche, entnahm ein Streichholz und die leere Streichholzschachtel, entzündete das Streichholz, hielt dieses ungefähr in Brusthöhe, ohne meine Stellung zu verändern gegen das Stroh, welches sofort Feuer fing. Gleichzeitig damit schlug ich meinen Fluchtweg wiederum über die Bretterwand auf dem kürzesten Weg ein; dabei blieb ich mit dem rechten Fuß am Rande der Bretterwand hängen. Dadurch zerriß ich an meiner langen Hose die Stulpen und die Kniegegend. Nach Überklettern des Zaunes wurde ich mir meiner Tat erst richtig bewußt und es überfiel mich ein Reuegefühl. Ich lief bzw. taumelte weiter, fiel in einen seichten, neben dem Weg befindlichen Graben und blieb liegen. Ich faßte hier den Entschluß, liegen zu bleiben, da mir alles egal war. Nach einem kurzen Zeitraum von zirka 15 Minuten raffte ich mich auf, sah das Wirtschaftsgebäude des Pfarrhofes und das in nächster Nähe liegende Anwesen des Landwirtes J. B. in hellen Flammen stehen."

Gutachten: F. W. ist angeklagt, am 18. März 1951 das Wirtschaftsgebäude des Pfarrhofes in G. G. in Brand gesteckt zu haben, welche Handlung einen Schaden von fast 300000 S verursachte. W. hat am 22. März 1951 ein Geständnis abgelegt, worin er eine detaillierte Schilderung seiner Tat gab. In der Folgezeit aber — und auch während seines Aufenthaltes an der Psychiatrischen Klinik — behauptete er, sich an den Vorgang des Abends der Brandlegung überhaupt nicht oder nur schattenhaft erinnern zu können. Die Tat erfolgte nach einem längeren Gasthausbesuch sicher in alkoholisiertem Zustand; es liegt darüber ein Bericht des Arztes Dr. Sch. vor, der den W. am Abend der Tat zweimal untersuchte. Darin heißt es, daß der Untersuchte „keineswegs so alkoholisiert war, daß er etwa durch übermäßigen Alkoholgenuß das Bewußtsein vorübergehend habe verlieren können."

Unter den gegebenen Umständen ist daher zu entscheiden, ob bei W. zur Zeit der Tat ein sogenannter pathologischer Rausch oder ein Zustand voller Berauschung* im Sinne des § 2c StG. bestanden hat bzw. ob der Untersuchte an einer längerdauernden psychischen Erkrankung leidet oder litt, als deren Ausfluß das Verbrechen gedeutet werden könnte.

Das wesentliche Merkmal eines pathologischen Rausches, welcher einem epileptischen Dämmerzustand entspricht, ist die Amnesie für die Zeit dieses Zustandes. Sie lag bei W., wie aus dem genauen Geständnis wenige Tage nach der Tat hervorgeht, nicht vor, wird aber jetzt behauptet. Dieser Vorgang, nämlich zuerst sich erinnern, dann nichts wissen wollen, gibt es bei pathologischen Alkoholreaktionen nicht, es wäre bloß das umgekehrte Verhalten möglich. W. ist weiters wegen boshafter Sach-

* Die Tat fand vor der im Jahre 1952 erfolgten Novellierung des § 523 StG. statt.

beschädigung bereits bedingt verurteilt und hat vor der Brandlegung seinen Großeltern gegenüber mit Brandstiftung gedroht, so daß diese Hilfe herbeiholten. Somit ist auch das zweite wichtige Moment des pathologischen Rausches, die Persönlichkeitsfremdheit der Tat, nicht gegeben. Auf Grund der angeführten Tatsachen kann daher die Diagnose auf pathologischen Rausch ausgeschlossen werden. Ein Zustand der vollen Berauschung nun ist einerseits durch die ausführliche Aussage des Arztes Dr. Sch., anderseits durch den Umstand abzulehnen, daß W. in einem solchen Zustand rein körperlich nicht hätte imstande sein können, so komplizierte motorische Entäußerungen zu zeigen, wie z. B. das Überklettern eines hohen Zaunes. Weder auf Grund der Vorgeschichte noch der Beobachtung des W. an der Psychiatrischen Klinik konnten bei diesem irgendwelche Zeichen einer chronischen Geisteskrankheit gefunden werden.

Es muß daher resumierend ausgesagt werden, daß F. W. weder zur Zeit der Tat an einer vorübergehenden noch sonst an dauernder Geistesstörung litt bzw. leidet. Es sei aber betont, daß W. eine psychopathische Persönlichkeit ist, welche, in sehr ungünstigem Milieu die Kindheit erlebend, besonders unter Alkoholeinwirkung seinem Trieb- und Affektleben weniger Hemmungen entgegensetzen kann als ein andersgeartetes Individuum. Diese Psychopathie hat aber *nicht* den Wert einer Geisteskrankheit.

Fall 9, Leopoldine M., ebenfalls wegen Brandstiftung angeklagt, ist ausführlich auf S. 57 beschrieben.

Fall 8. M. K., 29 Jahre alt, ist wegen Brandstiftung in Haft. Sie hat am 20. Oktober 1952 in D. die Scheune des J. B. in Brand zu stecken versucht und wurde am 7. Mai 1953 zu 1 Jahr schweren Kerkers verurteilt. Das Fakultätsgutachten wird aus dem Grunde gefordert, da 2 einander widersprechende Gutachten vorliegen, von denen das eine, von *Dr. N.* am 11. Jänner 1954 abgefaßt, annimmt, daß M. K. die Tat im Zustande einer abwechselnden Sinnenverrückung begangen hat, während ein zweites Gutachten des *Dr. S.* vom 22. Jänner 1953 zweifelsfrei ausschließt, daß die Beschuldigte im Zustand einer abwechselnden Sinnenverrückung oder Sinnenverwirrung gehandelt habe.

M. K. war zum Zweck der Erstattung dieses Gutachtens vom 18. Februar bis 6. März d. J. zur Durchuntersuchung und Beobachtung auf der Wiener Psychiatrischen Universitätsklinik aufgenommen. Diese Aufnahme war bereits der 5. Aufenthalt der Untersuchten an dieser Klinik. Außerdem war sie neben Aufenthalten in der Heil- und Pflegeanstalt „Am Steinhof" bereits zweimal in der Heil- und Pflegeanstalt Gugging interniert. Alle Aufnahmen erfolgten wegen des bestehenden Anfallsleidens und die Diagnosen sprachen immer von Epilepsie bzw. Epilepsie mit Charakterveränderung und Demenz.

Bei der letzten Aufnahme ist die Pat. zeitlich, örtlich und persönlich voll orientiert, bei klarem Bewußtsein, affektmäßig unauffällig. Der Gedankenablauf etwas beschleunigt; sie spricht viel, dabei aber weitschweifig und umständlich. Sie ist manchmal nur schwer fixierbar und oft in ihrem Rededrang schwer zu unterbrechen. Bei grober Untersuchung erscheint das

Gedächtnis und die Merkfähigkeit intakt, der Intelligenzgrad aber herabgesetzt, was sich u. a. bei Unterschiedsfragen, kleinen Erzählungen und Rechenaufgaben dokumentiert. Sie gibt an, vom Gericht zur Untersuchung an die Klinik geschickt worden zu sein, könne sich aber nicht vorstellen, aus welchem Grunde sie wegen Brandstiftung zu 1 Jahr Kerker verurteilt und jetzt schon über 1 Jahr in Haft sei, obwohl ihr Verteidiger Nichtigkeitsbeschwerde beantragt habe. Die Vorgeschichte ihrer Inhaftierung sei folgende: Am 22. Juli 1952 sei sie mit einer Gastwirtin in ihrem Heimatort, bei welcher sie Milch holen wollte, in Streit geraten und von der Frau als stolzer Trampel beschimpft worden. Sie habe sich darüber sehr aufgeregt, um so mehr, als diese Frau sie schon vorher einigemale grob angefahren hätte und habe im Zorn ihre Handtasche gegen sie geschleudert. Als der Gatte der Frau dazugekommen sei, hätte dieser sie am Kinn und am linken Handgelenk gepackt und gewürgt und als sie sich zur Wehr setzte, mit der Faust zweimal auf ihre rechte Schläfe geschlagen. Darauf sei sie in einem Anfall zusammengebrochen; dieser Anfall sei, wie sie sich ausdrückt, ein „schleudernder“ Anfall gewesen. Sie war nicht völlig bewußtlos geworden, sondern habe alles wie von der Ferne gehört, dabei das Gefühl der Erstickung gehabt und hätte keine Luft bekommen. Es hätte ihr den Kopf nach hinten gestreckt, sie habe sich hin- und hergeworfen und um sich geschlagen. In die Zunge habe sie sich dabei nicht gebissen, auch keinen Harn verloren und sich nicht verletzt. Der Anfall hatte längere Zeit gedauert. Genaue Angaben, wie lange, könne sie nicht machen. Früher hatte sie niemals einen solchen Anfall gehabt, der im Gegensatz zu dem Anfallsleiden steht, welches sie seit dem 8. Lebensjahr habe.

Auf diesen Vorfall hin habe sie gegen den betreffenden Mann eine Anzeige erstattet, welche aber vom Gericht nach längeren Erhebungen abgewiesen worden sei. Als sie am 20. Oktober 1952 vom Gericht eine Zuschrift erhielt, daß kein Grund zu ihrer Anzeige vorliege, habe sie sich darüber sehr aufgeregt und in ihrem Zorn über diese Ungerechtigkeit den Entschluß gefaßt, sich wegzuräumen, wobei sie vorher noch unter Bezug auf den betreffenden Mann ihrer Mutter gegenüber geäußert habe: „Dem schlage ich die Fenster ein“. Sie habe dann im Lauf des Tages eine große Zahl von Epilunal-Tabletten genommen, habe aber einen großen Teil davon wieder erbrochen. Eine 2. Flasche mit Epilunal-Tabletten sei ihr von der Mutter entrissen worden. Dies sei das Letzte, woran sie sich erinnern könne, die weiteren Vorfälle seien ihr entfallen. Nur undeutlich wisse sie, daß sie abends hinter dem Haus im Garten oder vielleicht auf der Gasse herumgelaufen und dabei wie eine Betrunkene hin- und hergetorkelt sei. Was weiter geschehen sei, wisse sie nicht. Später habe man ihr gesagt, daß sie in dieser Zeit die Scheune des Mannes, der sie, wie oben berichtet, tätlich angegriffen habe, anzünden wollte. Zuerst habe sie dies für durchaus möglich gehalten, da sie so zornig gewesen wäre, dann habe sie sich aber gedacht, wenn sie sich nicht daran erinnern könne, sei es eigentlich nicht möglich und sie glaube jetzt, es nicht getan zu haben und unschuldig eingesperrt worden zu sein. Ebenfalls nur aus Erzählungen wisse sie, daß sie sich vom Hausboden habe herunterstürzen wollen, von Gendarmeriebeamten aufgefangen und in die Heilanstalt Gugging eingeliefert worden sei. Ihre erste — ebenfalls noch unklare — Erinnerung sei dann wieder, daß sie während der Fahrt mit dem Rettungswagen auf einer Tragbahre angeschnallt gewesen sei, daß sie infolge des Druckes der Riemen auf der Brust keine Luft bekommen und auch noch während der Fahrt einen Anfall erlitten habe. Ihre erste klare Erinnerung sei die Untersuchung im Aufnahmezimmer der Heilanstalt Gugging. In den folgenden 3 Wochen in dieser Heilanstalt hätte sie mehrere Anfälle wie den oben als „schleudernden“ beschriebenen Anfall gehabt, aber auch solche, wie sie bei ihr seit der Kindheit bestehen.

Diese Anfälle bestünden seit dem 8. Lebensjahr, nachdem sie als Kleinkind Fraisen durchgemacht hatte. Mit 8 Jahren sei sie von einem Kirschbaum gestürzt, auf den Hinterkopf gefallen und bewußtlos gewesen. Nachher hätten die Anfälle begonnen. Zuerst traten die Anfälle in großen Intervallen nur einigemale im Jahr auf, bei welchen Anfällen sie angeblich starr vor sich hinschaue, den Kopf nach rechts drehe und ihre Beschäftigung fortsetze. In der Pubertät kamen zu diesen Anfällen solche mit Zusammenstürzen und Bewußtlosigkeit hinzu. Dabei hat sie sich schon öfter verletzt, Verbrennungen zugezogen und in die Zunge gebissen. Vor dem Anfall steige vom Magen eine eigenartige Übelkeit auf, nach dem Anfall Mattigkeit und Abgeschlagenheit. Im Anfall manchmal Harn- und Stuhlverlust. Seit 1950 steht sie in der Epileptikerambulanz des Allgemeinen Krankenhauses in Behandlung. Wurde zuerst mit Hydantal und Mesantoin und jetzt mit 5 Tabletten Epilunal täglich behandelt. Im Jahre 1951 war sie 7 Monate anfallsfrei. Seit August vorigen Jahres habe sie insgesamt 4 große Anfälle in der Haft erlitten. Außerdem treten seit dem Streit mit Herrn B. die schon beschriebenen „schleudernden“ Anfälle auf.

Der Vater sei von Beruf Hilfsarbeiter, sie hätte ihn lieber gehabt als die Mutter, da sie vor ihm mehr Respekt gehabt hätte. Die Mutter hätte ihre Brüder ihr vorgezogen, so daß sie meinte, die Mutter hätte sie nicht so gern wie die Geschwister. Als Kind wäre sie immer sehr ängstlich und verschreckt gewesen, hätte sich vor dem benachbarten Friedhof mit dem Totenvogel gefürchtet. Sei auch sonst sehr schüchtern gewesen, weil sie von den andern Kindern immer verspottet wurde. Sie sei die jüngste von 3 Geschwistern, die beiden älteren Brüder seien im Krieg gefallen. Sie hätte 4 Klassen Volksschule besucht, sei einmal sitzengeblieben, habe dann eine Hauptschulklasse gemacht, um schließlich wieder in eine Abschlußklasse der Volksschule zu kommen. Sie habe schlecht gelernt, wobei ihr besonders das Rechnen schwerfiel. Nach der Schulentlassung war sie als Hausgehilfin und landwirtschaftliche Arbeiterin bis zu ihrer Verhaftung tätig. Erste Menstruation mit $11^1/_2$ Jahren, jetzt regelmäßig alle 21 bis 22 Tage. Kein Alkohol- oder Nikotinmißbrauch, keine luetische Infektion. Die Mutter der Pat. bestätigt über das Anfallsleiden im wesentlichen die Angaben der Tochter und beschreibt neben Absenzen typische große epileptische Anfälle. Zu den Vorfällen, die zur Verhaftung der Pat. geführt haben, erzählt die Mutter, daß sie erst von dritten Personen erfahren habe, daß die Pat. im Sommer 1952 von einer Frau im Ort beschimpft und von deren Gatten im Verlauf dieses Streites gewürgt und geschlagen worden sei. Sie bestätigt weiter, daß die Pat. an dem Tag, als der Abweis der Anzeige der Pat. eintraf, sich sehr erregte und um 8 Uhr morgens in selbstmörderischer Absicht eine große Zahl von Epilunal-Tabletten genommen habe. Sie hätte geäußert, sie wolle nicht mehr leben, wenn man ihr diese Ungerechtigkeit antue. Die Mutter sei eben dazugekommen, als ihre Tochter die Tabletten geschluckt habe. Sie hätte auch noch gesehen, daß diese erbrach. Einen Arzt hätte sie nicht verständigt, weil sie sich über das Mädel geärgert hätte, daß diese solche Dummheiten mache. Sie, die Mutter, habe zwischen 13 und 14 Uhr das Haus verlassen, zu welchem Zeitpunkt die Pat. noch ganz benommen im Bett gelegen sei. Als sie am selben Tag gegen 22 Uhr nach Hause kam, hatte sie ihre Tochter wieder im Bett liegend vorgefunden. Sie habe starr vor sich hingeschaut, sei blaß, benommen und sehr wortkarg gewesen, habe wiederholt geäußert, daß sie sterben wolle und sich unruhig im Bett hin und her gewälzt. Am nächsten Tag in der Früh sei die Pat. davongelaufen, ohne daß dies gleich bemerkt wurde. Die Mutter ging sie dann suchen, konnte sie aber längere Zeit nicht finden. Schließlich traf sie sie am Strohboden, wo schon mehrere Gendarmeriebeamte anwesend waren. Diese hinderten die Kranke daran, sich vom Boden hinunterzustürzen und erzählten, daß die Pat. in der Zwischenzeit versucht habe, anzuzünden. Am nächsten Tag kam sie in die Heilanstalt Gugging. Aus den früheren Krankengeschichten der Wiener Psychiatrischen Klinik bzw. der Heilanstalt Gugging geht hervor, daß bei M. K. neben Absenzen große epileptische und seltene psychomotorische Anfälle bestehen. Weiters ist ersichtlich, daß die Pat. schon eine Reihe von Selbstmordversuchen unternommen hat, einen davon im Jahre 1946 mit thalliumhaltigem Rattengift, welcher unter anderem fast zu einem totalen Haarausfall geführt hat. Ebenso ist aus den Krankengeschichten die zunehmende Wesens- und Charakterveränderung der Pat. ersichtlich, die Neigung zu explosiven Zornausbrüchen gegenüber ihrer Umgebung, wobei die Ursachen für diese Zornesausbrüche wohl kaum entsprechend begründet waren. Der eben erwähnte Selbstmordversuch mit Rattengift z. B. wurde deswegen unternommen, weil sie sich über den Hund des Hauses geärgert hätte und diesen erschlagen wollte. Als der Vater dazwischentrat, kam es zu einer Rauferei mit diesem und der Streit mit dem Vater veranlaßte sie zu dem erwähnten Selbstmordversuch.

Erwähnenswert ist die Krankengeschichte der Heilanstalt Gugging, welche bei Aufnahme der Kranken nach der versuchten Brandlegung aufgenommen wurde. Es heißt dort, daß sie während des Transportes in die Anstalt noch sehr erregt war, tobte und an die Tragbahre angeschnallt werden mußte, daß sie dann aber bei der ersten Besprechung in jeder Hinsicht ausreichend orientiert und geordnet war. Die Kontaktfähigkeit war trotz der Charakterveränderungen nicht herabgesetzt. In ihrer Erzählung äußerst weitschweifig, erzählte sie im wesentlichen das, was oben an Hand der letzten Beobachtungen an der psychiatrischen Klinik dargelegt wurde. Dagegen gab sie damals eine ziemlich genaue Beschreibung der versuchten Brandstiftung. Sie war also imstande, gleich nach dem Delikt den Hergang der Tat zu rekonstruieren und erzählte, daß sie die Scheune des B. mit Petroleum begossen hat und anzuzünden versuchte. Nur durch Hinzukommen von Nachbarn konnte ein Brand verhindert werden. Am Tag der Aufnahme in Gugging, d. i. der Tag nach der versuchten Brandlegung, war die Pat. menstruiert.

Während ihres letzten Aufenthaltes an der psychiatrischen Universitätsklinik war der neurologische Befund sowie auch bei allen vorangehenden Untersuchungen normal. Das Schädelröntgen zeigte keine Auffälligkeiten, ebenso der Augenhintergrund und der ohrenärztliche Befund. Wassermann im Blut und in der Rückenmarksflüssigkeit negativ, ebenso die Reaktion auf Echinokokken. Die Luftfüllung zeigte einen inneren Wasserkopf, wobei derselbe Luftfüllungsbefund bei 2 vorhergehenden Untersuchungen ebenfalls schon erhoben worden war. Das Elektroenzephalogramm ergab in der Zusammenfassung ein stark abnormes EEG., im unregelmäßigen Alpha bisynchrone höhere Thetagruppen, über den basalen vorderen Regionen links mehr als rechts langsame Thetatätigkeit, häufig Spike-and-Wave-Variants in paroxysmalen Abläufen oder einzeln. Der psychologische Test ergibt wieder in der Zusammenfassung: Intellektuell unterbegabt im Sinne einer mäßigen Debilität. In den Gedächtnistestes simulative Tendenzen. Geringe Demenzerscheinungen im Rorschach-Versuch, im Vordergrund Hinweise auf Epilepsie.

Gutachten: M. K. ist eine Epileptikerin, die seit der Kindheit an großen Anfällen leidet. Später gesellten sich zu diesen Anfällen solche eines andern Typs, die, ohne Krampfzustände einhergehend, als psychomotorische Anfälle bezeichnet werden. Während der häufigen Anstaltsaufenthalte der Pat. konnten große Anfälle öfter beobachtet werden. Neben diesen epileptischen Manifestationen haben sich allmählich Charakter- und geringe Intelligenzveränderungen entwickelt, wie man sie bei manchen Epileptischen als Folge der organischen Hirnerkrankung einerseits und als Effekt der besonderen Umweltseinflüsse auf derartige Kranke anderseits in typischer und spezifischer Art immer wieder beobachtet. Sie bestehen auch bei M. K. in Form eines gewissen Abbaues des Intelligenzniveaus, in gesteigerter Reizbarkeit mit explosiv auftretenden aggressiven Handlungen gegen die Umwelt und sich selbst. Sie hat nicht nur in einem derartigen Ausbruch Feuer gelegt, Menschen und Tiere zornmütig attackiert, sondern auch schon eine Reihe von Selbstmordversuchen — einen davon mit thalliumhaltigem Rattengift — unternommen. Die Luftfüllung der Hirnkammern, die bei der Pat. bisher dreimal durchgeführt wurde, ergab jedesmal einen inneren Wasserkopf mäßigen Grades, das Elektroenzephalogramm zeigte die für Epileptiker charakteristischen Veränderungen. Es besteht somit kein Zweifel an der organischen Genese des Anfallsleidens und der schweren Wesensveränderung.

Betreffs des Delikts der Pat. muß entschieden werden, ob sie infolge ihrer Erkrankung des Gebrauchs der Vernunft ganz beraubt ist (§ 2a StG.), oder ob sie zur Zeit der Tat im Zustand einer Sinnenverwirrung sich befand, in welcher sie sich ihrer Handlung nicht bewußt war (§ 2c StG.).

Ad 1. Durch die klinische Beobachtung, die Verhaltensweise der Untersuchten im praktischen Leben und das Ergebnis des psychologischen Testes ist bewiesen, daß wohl das Intelligenzniveau der M. K. herabgesetzt ist, aber dies keinesfalls in dem Ausmaß, daß sie als des Gebrauchs der Vernunft ganz beraubt zu bezeichnen wäre.

Ad 2. Hätte zur Zeit der Tat ein epileptischer Dämmerzustand bestanden, würde dieser einer Sinnenverwirrung entsprechen. Nun ist eines der wesentlichsten Merkmale eines solchen Dämmerzustandes der Bewußtseinsverlust und nach dem Erwachen die totale Amnesie für die Bewußtseinsstörung. Aus der Krankengeschichte der Heilanstalt Gugging, in welche die Pat. nach dem Delikt gebracht wurde, geht hervor, daß sie den Hergang der Tat genau zu beschreiben imstande war. Somit kann zur Zeit der Brandlegung ein epileptischer Dämmerzustand nicht bestanden haben.

Die Untersuchte ist daher des Gebrauchs ihrer Vernunft nicht ganz beraubt und befand sich zur Zeit der Tat nicht im Zustand einer Sinnenverwirrung, in welcher sie sich ihrer Handlung nicht bewußt gewesen wäre.

Im Gegensatz dazu sei auf folgende Umstände besonders hingewiesen: Bei der Pat. besteht infolge ihrer Gehirnerkrankung die oben beschriebene Wesensveränderung, welche die Beherrschung ihres Trieb- und Affektlebens und ihre Kritikfähigkeit in hohem Ausmaß beeinträchtigt. Sie neigt eben deswegen dazu, unüberlegte explosive Handlungen gegen ihre Umgebung und sich selbst zu begehen. All diese Möglichkeiten werden noch durch folgende Umstände verschärft: Sie befand sich zur Zeit der Tat im Zustande starker Erregung, da sie sich wegen Ablehnung ihrer Anzeige ungerecht behandelt glaubte, stand weiters unter der Einwirkung von Schlafmitteln, die sie in selbstmörderischer Absicht zu sich genommen hatte und am Beginn einer Menstruation. All dieses hat aber auch in seiner Gesamtheit nicht die Dignität einer Geistesstörung im Sinne des § 2 StG., ist aber für das Verständnis des Delikts von überragender Bedeutung.

Abschließend sei darauf hingewiesen, daß M. K. eben wegen ihrer krankhaften Wesensveränderung eine hochgradig gemein- und selbstgefährliche Persönlichkeit ist, die dauernd in einer geschlossenen Anstalt interniert werden muß. Eine Entlassung der Kranken nach Hause wäre nicht zu verantworten, da bei ihr auch in Zukunft mit aggressiven Handlungen gegen sich und ihre Umgebung zu rechnen ist.

Fall 14. A. A., geboren am 11. Juni 1907 in Wien, von Beruf Kaufmann.

Das Fakultätsgutachten wurde gefordert, weil 2 einander widersprechende gutachtliche Äußerungen vorliegen. Das erste Gutachten von *Dr. St.* vom 16. Februar 1951, spricht bei A. von einer Pseudodipsomanie und gelangt zu der Ansicht, daß A. für die in diesem Zustand begangenen Delikte nicht voll verantwortlich ist. In einem Ergänzungsgutachten, welches sich vor allem auf die Erfahrungen der Hauptverhandlungen stützt und das vom 12. November 1951 datiert ist, nimmt *Dr. St.* eher eine echte Dipsomanie und schließlich einen hyperthymen Endzustand an, welcher nach Ansicht dieses Begutachters einer Geistesstörung im Sinne des § 2 StG. gleichzusetzen wäre. Der andere Begutachter, *Dr. S.*, lehnt unter dem Datum des 10. Dezember 1951 das erste Gutachten ab und bezeichnet A. als psychopathische Persönlichkeit, die für ihre Delikte verantwortlich sei.

In der Anklageschrift, in welcher neben A. noch 2 andere Männer angeklagt sind, heißt es, A. und die beiden anderen Angeklagten hätten als Personen desselben Geschlechtes dadurch Unzucht wider die Natur begangen, daß A. mit dem Geschlechtsteil der beiden anderen spielte und das Glied des einen in den Mund nahm. In der Begründung der Anklageschrift heißt es: „Der wiederholt — darunter auch dreimal wegen Unzucht wider die Natur nach § 129 Ib StG. — vorbestrafte Beschuldigte A. lernte nachts zum 20. April 1951 in einem Gasthaus die beiden anderen Beschuldigten kennen, die sich dort in Gesellschaft einer Bekannten des einen aufhielten. Als sich das Mädchen entfernt hatte, lud der Beschuldigte die beiden Burschen auf einen Mokka ein. Alle 3 begaben sich hierauf nach Verlassen des Lokales in die Parkanlage auf dem Franz-Josefs-Kai, wo sie auf Sesseln Platz nahmen.

Der Beschuldigte A. näherte sich nun den beiden Begleitern in unsittlicher Weise, öffnete ihnen den Hosenschlitz, spielte mit ihrem Geschlechtsteil und nahm das Glied des einen Beschuldigten auch in den Mund." Vom weiteren Teil der Begründung der Anklageschrift ist erwähnenswert, daß der Beschuldigte A. angibt, sich infolge seiner damaligen Berauschung an die Vorfälle nicht mehr erinnern zu können.

Zum Zweck der Beobachtung und Erstattung dieses Gutachtens war A. A. vom 13. Februar bis 9. April 1952 in der Wiener Psychiatrischen Universitätsklinik aufgenommen. A. war während seines ganzen Aufenthaltes an der Klinik zeitlich, örtlich, persönlich voll orientiert, in ausgeglichener Stimmungslage, zeigte geordneten Gedankenablauf und entsprechend situatives Verhalten. Es war immer wieder auffallend, daß sich A. bemühte, einen möglichst guten Eindruck zu erwecken, wobei er aber bei entscheidenden Fragen darauf hinwies, daß er ja nur das sagen könne, was auch im Akt vermerkt sei. Er erzählte weitschweifig, bis ins kleinste Detail gehend, beteuerte immer wieder seine Unschuld und versuchte präzisen Antworten auszuweichen. Es kam nie zu irgendwelchen Schwierigkeiten während der Beobachtungszeit, irgendwelche Wahnideen oder Sinnestäuschungen wurden von A. niemals geäußert.

A. berichtete, er sei in Wien geboren, habe 5 Klassen Volks-, 3 Klassen Bürgerschule und 3 Klassen Handelsschule besucht, sei ein mittelmäßiger Schüler gewesen und nie sitzengeblieben. Nach der Schule wurde er Textilkaufmann und hatte dann als Vertreter in verschiedenen Branchen gearbeitet. Schon mit 13 Jahren habe er einen Fußballklub „Orleans" gegründet, dessen Mitglieder seine Schulkollegen waren und er hätte die Mannschaft durch Verkauf von Gegenständen mit Trikots und Fußbällen ausgerüstet. Er wurde schließlich Obmann und Trainer des Vereines. Später liierte er den Fußballklub mit einem anderen und erhielt anläßlich eines Länderspieles Österreich gegen Schweden Geldmittel zur Unterstützung seines Klubs. Es sei ihm immer mehr bewußt geworden, daß er künstlerisch etwas leisten müsse und schließlich mietete er im Alter von 19 Jahren im Prater 2 Gasthäuser zusammen mit einem Konzessionär und veranstaltete dort zweimal in der Woche Varietéaufführungen. Seit damals betätigte er sich als Veranstalter entweder unter seinem oder unter dem Namen von Mittelsmännern. 1939 eingerückt, habe er die Feldzüge in Polen, Rußland und Griechenland mitgemacht. Im Frühjahr 1945 war er auf Urlaub in Wien, konnte aber nicht mehr zu seiner Truppe zurück und wurde deswegen in der Roßauerkaserne inhaftiert. Bei Kriegsende aus der Haft entlassen, verkaufte er 7 Leica-Photoapparate, die er noch aus Griechenland besaß und hatte so das Anfangskapital für seine Konzertagentur, die er 1945 gründete. In bunter Folge veranstaltete er nun alle möglichen Feste, Redouten, Bälle, Jazzkonkurrenzen usw. mit mehr oder weniger Erfolg. In letzter Zeit habe er fast nur mehr draufgezahlt und er sei immer mehr in Schulden geraten. Er berichtete von verschiedenen Veranstaltungen, wo er durch die Mißgunst der Mitveranstalter Geldverluste erlitt. Er habe sich wegen des ständig steigenden Alkoholkonsums auch im Weinhandel versucht, hatte Wein um 10000 S gekauft, sei aber 5000 S schuldig geblieben, deswegen wegen fahrlässiger Krida angezeigt worden.

Von seinem Familienleben sei erwähnt, daß der Vater ein freizügiger, guter, weichherziger Mensch gewesen sei, der ihn nie bestraft oder geschlagen hätte, während die Mutter, eine korrekte, strenge Frau, der Mittelpunkt der Familie war und ihn öfters bestraft und geschlagen hätte. Er habe mit ihr kaum Kontakt gehabt. Er sei der Jüngste und Verwöhnteste von 4 Kindern gewesen. Eine Schwester lebt und ist gesund. Ein Bruder sei in Rußland nach dem Krieg gestorben, ein Stiefbruder endete 1927 durch Selbstmord, sonst sind in der Familie Geistes- oder Nervenkrankheiten nicht bekannt. Nach eigenen Angaben hatte A. schon in der Kindheit wenig Freunde gehabt, war mehr ein Eigenbrötler, phantasierte viel, hatte künstlerische Ideen und großen Selbständigkeitsdrang. Er habe sich von frühester Kindheit zu Mädchen hingezogen gefühlt, habe später mit 7 bis 8 Jahren zu masturbieren begonnen und sehr unter Pollutionen gelitten. Mit Kameraden hatte er nie mutuelle Masturbation betrieben und hatte sich später sehr zu älteren Frauen hingezogen gefühlt. Hätte auch mit solchen eine Reihe von Verhältnissen gehabt, vorwiegend mit Mädchen und Frauen aus Theater- und Künstlerkreisen, wovon er ja reichlich Auswahl hatte. Die Verhältnisse wären alle von kurzer Dauer gewesen, wobei er immer bestrebt war, keine tieferen Regungen in sich aufkommen zu lassen. Er liebe, mit Frauen auch in perversen Situationen zu verkehren, wobei es für ihn wichtig sei, keine innere Bindung, keine Hemmung durch die Frau im Beruf, der ihm über alles geht, zu erleiden. In seinem Leben würden Stimmungen sehr rasch wechseln, einige Tage sei er heiter, dann ginge ihm alles gut aus, dann habe er wieder 4 bis 5 traurige Tage. Während der heiteren Tage trinke er und könne nach dem ersten Viertel nicht mehr aufhören. Wenn er trinke, komme er in ein Stadium, das er selbst nicht näher definieren kann, er erzählt dann und glaubt alles, was er selber sagt. Er lade das ganze Lokal ein, halte alle Mädchen und Burschen frei, sei böse, wenn die anderen seine Einladungen ablehnen. Solche Trinkgelage geben ihm das Gefühl seiner finanziellen Kraft und daß er ein besonderer Kerl sei. Daß er sich in solchen Zuständen mit Burschen abgebe, kenne er nur aus den Gerichtsakten, ihm seien solche Regungen völlig fremd und er hätte keine sexuellen Regungen beim Anblick entblößter Knaben oder Männer — z. B. im Bad — verspürt. An dieser Stelle scheint die unter dem Datum vom 20. April 1951 aufgenommene Niederschrift vom Polizeikommissariat M. erwähnenswert, in welcher A. zugibt, seit 1937 homosexuell veranlagt zu sein. Zu seinem letzten Delikt äußert A., daß er wohl männlichen Huren in die Hände gefallen sei, die ihn erpressen wollten, er habe solche homosexuelle Sachen gar nicht notwendig, denn er hätte mit der Heurigensängerin S. N. seit längerer Zeit ein intimes Verhältnis. Er erzählt, daß er in alkoholisiertem Zustand mit einem Freund Orgien in einem Hotel veranstaltete, leider aber hätten sie 2 lesbische Freundinnen mitgenommen, welche den Geschlechtsverkehr ablehnten, dafür ihnen aber gegen Entgelt einen lesbischen Akt vorgeführt hätten. Die beiden Mädchen hätten sich schließlich bereit erklärt, weitere perverse Akte zu vollführen.

Zu seinem Alkoholismus äußert A., er trinke seit 1935 viel und in zunehmendem Maße, er gehe zufällig in ein Gasthaus und bleibe dort nach einem Viertel sitzen, nach dem zweiten Viertel kommt er auf den Geschmack. Nun pflegt er Kognak, Bier und Wein in wilder Reihenfolge zu mischen, denn er will zeigen, was er aushalte, und nennt dies „Bravoursaufen". Er werde zunehmend lustig, unterhalte das ganze Lokal, dann könne er sich häufig an nichts mehr erinnern, dabei könnte man ihm alle möglichen Dinge in die Schuhe schieben. Er sei auch schon öfter im Rausch durch die Straßen geirrt, hätte seinen Mantel im Lokal zurückgelassen, habe aber immer nach Hause gefunden. Am nächsten Tag, manchmal freilich erst nach 2 bis 3 Tagen, wenn die Sauferei so lange dauerte, habe er dann Reue, Schuldgefühle und besuche dann alle Wirte, bei denen er getrunken hat und frage, ob er etwa Zechschulden habe. Derzeit trinke er 10 bis 15 Viertel Wein, 10 bis 15 Kognak und in der Früh ein achtel oder viertel Liter Rum täglich. Früher habe er öfters am Morgen erbrochen, derzeit keinerlei Magenbeschwerden. Nach Alkoholgenuß gesteigertes sexuelles Verlangen.

Der neurologische Befund ergibt vollkommen normale Verhältnisse, das Schädelröntgen keine krankhaften Veränderungen. Das Elektroenzephalogramm zeigt nach Belastung mit 300 cm³ 40%igem Alkohol ein dem Zustand entsprechendes EEG. Der psychologische Befund auf Grund einer Intelligenzuntersuchung, eines Rorschach- und Szondi-Versuches, ergibt zusammenfassend: Durchschnittliche intellektuelle Begabung. Im Rorschach-Versuch das Bild einer psychopathischen Persönlichkeit mit hysteriformen Zügen. Etwas depressive Stimmungslage. Im Rorschach-Versuch Hinweise auf Bisexualität. Im Szondi-Versuch eher auf Homosexualität und Schuldgefühle.

Gutachten: Es besteht kein Zweifel darüber, daß A. sich öfter homosexuell betätigt hat, da er bereits in den Jahren 1937, 1948 und 1950 wegen dieser sexuellen Einstellung beanstandet bzw. bestraft wurde. Er selbst gibt bei der Einvernahme am 20. April 1951, dem Tag des letzten derartigen Delikts, im Polizeikommissariat zu, seit 1937 homosexuell veranlagt zu sein. Während der ganzen Beobachtungszeit an der Klinik aber leugnete er das Bestehen dieser Veranlagung. Anderseits ist erwiesen, daß A. auch sexuelle Beziehungen zum weiblichen Geschlecht unterhält, wobei aber in den letzten Jahren die homosexuelle Einstellung anscheinend zunimmt. A. ist somit bisexuell veranlagt, ohne aber weder in homo- noch in heterosexuellen Verhältnissen eine tiefere und innigere menschliche Bindung an seinen Geschlechtspartner zu finden. Allen Beziehungen haftet etwas Flüchtiges, Unstetes an, feste Bindungen lehnt er ab.

Seit seinem 13. Lebensjahr ist der Lebensinhalt des A. Arrangieren und Gründen von Veranstaltungen bzw. Vereinen sportlicher und minder künstlerischer Qualität. Er gründet und assoziiert in der Jugend Fußballvereine, er veranstaltet später Bälle mit Jazzkonkurrenzen, er gründet eine Konzertagentur, arrangiert Feste, Redouten und Varietéaufführungen, bringt es aber dabei nie zu einem Manager von Format. Die vielen Ideen in seinem Beruf sind eher primitiv, so z. B. die in der Haft geäußerte, im Dianabad einen Maskenball zu veranstalten, und haben auch nie zu einem durchschlagenden Erfolg geführt. Dieser sein Beruf bietet ihm die Gelegenheit zu seiner unsteten Sexualität und zu seiner Trunksucht, wobei man auch genau so umgekehrt sagen könnte, er käme zu diesem Beruf wegen seiner eigenartigen sexuellen Einstellung und Vorliebe zum Alkohol. A. ist seit 1935 — wie er angibt — dem Alkoholmißbrauch verfallen und trinkt ständig mehr. Vor seiner Verhaftung konsumierte er bis zu 15 Viertel Wein, 10 bis 15 Kognak und ein achtel bis ein viertel Liter Rum täglich. Er trinkt nicht allein, sondern nur in Gesellschaft, wobei er sich gerne produziert, welche Mengen er vertrage und was er alles durcheinandertrinken könne. Dabei macht es ihm viel Spaß, seine Gäste freizuhalten.

Die inkriminierte homosexuelle Handlung am 20. April 1951 erfolgte in alkoholisiertem Zustande, würde aber nur dann in den Rahmen des § 2 StG. fallen, wenn sie in einem pathologischen Rausch, in einer dipsomanen Attacke, im Zustande der vollen Berauschung* oder als Ausfluß einer längerdauernden Geisteskrankheit bzw. eines Dauerzustandes, welcher einer Geisteskrankheit entspricht, erfolgt wäre. Die Angabe des A., sich an seine damaligen Handlungen nicht erinnern zu können, genügt allein auf keinen Fall für die Diagnose einer der 3 zuerst erwähnten Zustände. Gegen den pathologischen Rausch spricht sowohl das Fehlen der Aggressivität als auch das Fehlen der Persönlichkeitsfremdheit der Handlung, da ja homosexuelle Akte schon öfters vorgenommen wurden. Gegen die Dipsomanie spricht der Beginn der Alkoholisierung. Der Zustand beginnt nämlich nicht aus einer Verstimmung heraus, sondern A. trinkt, weil er Lust oder Gelegenheit zum Trinken hat. Die von einem Vorbegutachter angenommene Periodizität, nämlich der Zusammenhang mit den Mondphasen, ist durch den Bericht der meteorologischen Zentralanstalt widerlegt. Der Zustand der vollen Berauschung ist auf Grund der Beobachtungen der den A. verhaftenden Polizeibeamten ausgeschlossen. A. war somit zur Zeit der Tat wohl alkoholisiert, aber nicht in einem Zustand, der den Bedingungen des § 2c StG. entspricht.

Eine chronische oder in Phasen verlaufende Geisteskrankheit besteht bei A. auf Grund der Vorgeschichte und der Beobachtung an der Klinik sicher nicht. Es finden sich weder jetzt, noch bestanden früher irgendwelche Wahnideen, Sinnestäuschungen oder Persönlichkeitsveränderungen wie wir sie bei Geisteskranken finden, noch besteht eine Periodizität, wie sie bei Gemütskrankheiten, z. B. dem manisch-depressiven Irresein, vorkommt. Der von einem Vorbegutachter diagnostizierte hyperthymische Endzustand ist weder eine Geisteskrankheit noch einer solchen gleichzusetzen, er wäre nur dann als solche anzuerkennen, wenn der Vorbegutachter damit eine chronische Manie gemeint hätte, aber eine solche liegt auf keinen Fall vor.

A. A. ist eine triebhafte psychopathische Persönlichkeit, die, dem Alkoholismus verfallen, besonders im alkoholisierten Zustand zu sexuellen Exzessen — sowohl bi- als auch homosexuell — neigt. Entsprechend dieser psychopathischen Konstitution besteht sicher eine Herabsetzung der natürlichen Hemmungen allen äußeren Reizen gegenüber, insbesondere nach Genuß von Alkohol. Es sei aber nochmals betont, daß A. weder geisteskrank ist noch zur Zeit der inkriminierten Handlung an einer vorübergehenden Geistesstörung gelitten hat. Daß die Bestrafung des Beschuldigten den psychischen Zustand beeinflußen kann, ist kaum

* Die Tat fand vor der im Jahre 1952 erfolgten Novellierung des § 523 StG. statt.

anzunehmen; dagegen könnte eine psychotherapeutische Behandlung eventuell eine Besserung der Trunksucht und damit der homosexuellen Neigungen des A. erreichen.

Fall 15. Das Fakultätsgutachten wird angefordert, da eine Reihe nicht konformer Gutachten über N., 51 Jahre alt, vorliegen. Er wurde jedesmal wegen desselben Deliktes, nämlich homosexueller Handlungen in alkoholisiertem Zustand, im Jahre 1938 von *Dr. St.*, im Jahre 1949 von *Dr. D.* begutachtet. Diese beiden Gutachter kamen zu dem Schluß, daß das Delikt im Zustand vorübergehender Sinnenverwirrung begangen wurde und somit unter den § 2b StG. falle. Zwei Begutachtungen im Jahre 1953 von *Dr. J.* am 17. Juni 1953 und ein weiteres von *Dr. L.* am 7. Oktober 1953 kommen zu dem Schluß, daß bei Dr. N. zur Zeit der Tat volle Berauschung oder gar ein pathologischer Rausch vorlag. Auf Grund dieses Urteiles der genannten Gutachter wären die Voraussetzungen nach § 2c gegeben.

O. N. war zum Zweck der Beobachtung zur Erstattung dieses Gutachtens vom 11. bis 18. März 1954 an der Wiener Psychiatrischen Universitätsklinik aufgenommen. Während seines ganzen Aufenthaltes war er zeitlich, örtlich und persönlich voll orientiert, klar und geordnet, gut kontaktfähig, in wechselnd leicht depressiver, dann wieder heiterer Stimmungslage. Seiner Situation sich voll bewußt, machte er seine Angaben über Lebenslauf, persönliche Entwicklung und schließlich die Umstände, die in ihrer Konsequenz zur Beobachtung an der Psychiatrischen Universitätsklinik führten, klar und sinngemäß.

In seiner Familie sind 2 Selbstmorde vorgekommen, und zwar endete ein Bruder der Mutter im Alter von 25 Jahren in der Heilanstalt Niedernhardt durch Erhängen, ein Bruder des Vaters erschoß sich mit 20 Jahren. Pat. meint, daß auch seine Eltern hochgradig nervös gewesen seien und er sei sicherlich erblich belastet. An Kinderkrankheiten machte er Keuchhusten, Scharlach und Fraisen durch und litt in seiner Jugend sehr viel an Kopfschmerzen, deretwegen er auch bei Prof. Wagner-Jauregg, allerdings erfolglos, in Behandlung war. Diese Kopfschmerzen, die anscheinend migräneartig verliefen, treten jetzt nur sehr selten auf. Er führte sie seinerzeit auf einen elektrischen Schlag zurück, den er beim Basteln erlitten hatte und den er immer als Elektroschock bezeichnet. Außer den erwähnten Krankheiten hätten kaum wesentliche organische Leiden bestanden.

N. erzählt, er sei in Wels geboren, habe in Linz Volks- und Mittelschule besucht und dann die Hochschule in Wien, Cambridge und Paris, und zwar hatte er vor seinem Jusstudium, welches er 1934 abschloß, 4 Semester Germanistik und Kunstgeschichte studiert. Das Studium sei ihm immer leicht gefallen, er wäre aber nie ein fleißiger Student gewesen. Er stamme aus einer Bankdirektorsfamilie, hätte in seiner Jugend keinerlei finanzielle Sorgen gekannt, hätte, wie er sich ausdrückt, eine gute Jugend verbracht. Er schildert seinen Vater als einen guten, aber jähzornigen Menschen, der besonders dann, wenn er Migräneanfälle hatte, leicht reizbar und aufbrausend war, sich aber sonst für die Kinder aufgeopfert hätte. Er wäre an seinem Vater sehr gehangen; 1947 sei dieser bei einem Autounfall ums Leben gekommen. Die Mutter sei eine kühle, verschlossene, äußerst sensible Natur gewesen, an welcher er auch sehr gehangen sei. Sie war musisch veranlagt und sei 1944 an einem Pankreaskarzinom gestorben, worüber er sich lange Zeit nicht trösten konnte.

Schon während seiner Schulzeit sei er ein stiller, scheuer Mensch gewesen, der kaum Anschluß fand, trotzdem aber einige Freunde und Freundinnen gehabt hätte. Mit 20 Jahren wurde er von einem Kollegen nach einem Trinkgelage zu einer Prostituierten gebracht und es kam zum ersten Geschlechtsverkehr. Dies sei für ihn ein erschütterndes Ereignis gewesen, wonach er sich häufig Selbstvorwürfe machte und auch unter Angstzuständen litt. Die Angst kam wohl daher, daß ihn sein Vater im Alter von 17 Jahren bei einem Spaziergang sexuell aufgeklärt hätte und vor allem unter Hinweis auf die Gefahr einer venerischen Infektion vor Geschlechtsverkehr Angst gemacht hätte. In der Folgezeit hatte er immer nur vorübergehende Beziehungen zu Frauen; erst 1934 ein längerdauerndes intimes Verhältnis.

Von 1934 bis 1938 wurde er als Richter in den Staatsdienst übernommen und hatte 1938 den ersten Anstand wegen homosexueller Betätigung in alkoholisiertem Zustand. Er wurde damals zweimal, und zwar im Juni 1938 und im August 1938 wegen Unzucht wider die Natur mit gleichgeschlechtlichen Personen angezeigt. Beidemale unter Alkoholeinwirkung wurde er, wie schon eingangs erwähnt, unter Anwendung des § 2b StG. exkulpiert. Im April 1949 neuerlich wegen desselben Delikts wieder unter Alkoholeinwirkung aufgegriffen. Unter denselben Praemissen nicht bestraft. Wegen der Vorfälle im Jahre 1938 sei er vor Einleitung eines Disziplinarverfahrens aus dem Richterstand ausgeschieden. 1939 wurde er zur deutschen Wehrmacht eingezogen und habe 1945 als Feldwebel abgerüstet. Während des Krieges keine Verwundungen oder wesentliche Erkrankungen. Von 1945 bis 1950 war er Dolmetsch bei den Amerikanern, später bei der Finanz tätig. Von 1950 bis 1952 weilte er bei seiner Schwester in England, mußte aber in diesem Jahr, da er in England keine Aufenthaltsbewilligung bekam, nach Österreich zurück. Derzeit lebt er von Übersetzungen und Privatstunden in Englisch — anscheinend kein sehr gutes Dasein. Er trinkt seit seiner Studienzeit wohl nicht täglich, aber doch häufig, vor allem am Wochenende einige Krügel Bier und einige Viertel Wein; schärfere Getränke lehne er ab oder trinke sie nur selten. Er gibt zu, öfter berauscht zu sein. Auch komme es häufig vor, daß er sich nach Alkoholgenuß an Ereignisse während seines Rausches nicht erinnern könne. Es ist ihm aber auch bekannt, daß er im alkoholisierten Zustand zu homosexuellen Handlungen neigt. Bestreitet im Gegensatz dazu, jemals im nüchternen Zustand sich gleichgeschlechtlich betätigt zu haben. Er hätte zwar sehr viel masturbiert, auch jetzt noch, niemals aber gemeinsam mit anderen. Dagegen nehmen — besonders in letzter Zeit — Träume homosexuellen Inhalts zu.

Die letzte homosexuelle Handlung, die zu seiner Verhaftung geführt hat, fand am 28. Mai 1953 in der Nacht im Linzer Hauptbahnhof statt. Die homosexuellen Handlungen begannen im sogenannten Jagdstüberl und wurden im Herrenklosett fortgesetzt, wobei N. und sein Partner von einem Polizisten gestellt wurden. N. war wieder alkoholisiert, und zwar in einem solchen Ausmaß, daß er wegen Trunkenheit nicht gehfähig war und im Arrestantenwagen auf die Polizei gebracht werden mußte. Der Polizeiarzt stellte zirka $2^1/_2$ Stunden nach der Verhaftung eine mittelschwere Alkoholeinwirkung fest, welche, wie er sich ausdrückt, die Zurechnungsfähigkeit für leichtsinnige Handlungen herabsetzte, jedoch für verbrecherische Handlungen nicht aufhob. N. selbst erzählt über das Delikt, daß er zuerst in einem Gasthaus einige Krügel Bier und zirka $1^1/_2$ Liter Wein getrunken hätte, dann in ein anderes Lokal ging und dort ihm nicht mehr bekannte Mengen weitertrank und schließlich in der Restauration des Linzer Bahnhofes landete. Dort habe er sich angeblich wieder unsittliche Handlungen an einem jungen Burschen zuschulden kommen lassen. Die letzte Erinnerung an diesen Abend sei, daß er im Vorgarten der Restauration auf und ab gegangen wäre, bis ein Kellner auf ihn zukam und ihn anwies, sich dort niederzusetzen. An alles weitere könne er sich nicht erinnern, wisse nur Verschiedenes aus der Anklageschrift. Weder am Tag des Delikts noch am Tag vorher hatte er irgendwelche besondere Erlebnisse oder Aufregungen gehabt. Genau wie an dieses letzte Delikt hatte er auch an die vorhergehenden im Jahre 1938 und 1949 keinerlei Erinnerung. Dagegen sei es ihm aber, wie schon eingangs betont, bekannt, daß er manchmal unter Alkoholeinwirkung homosexuelle Handlungen ausführe. Für epileptische Anfälle oder andere epileptische Manifestationen besteht anamnestisch kein Anhaltspunkt. Venerische Erkrankungen negiert. Nikotin: zirka 20 Zigaretten im Tag.

Der neurologische Befund ist normal. Der psychologische Test ergibt in seiner Zusammenfassung: Der Untersuchte bietet das Bild einer psychopathischen schizoiden Persönlichkeit mit neurotischen Zügen, Stimmungslabilität, Narzißmus, Unsicherheit, Angstzeichen. Hinweise auf sexuelle Problematik, die im Bereich der Fehlidentifikation liegt (mögliche Homosexualität). Verstellungstendenzen. Das Elektroenzephalogramm ergibt in seiner Zusammenfassung einen normalen Befund.

Gutachten: O. N. ist bereits viermal wegen homosexueller Delikte im alkoholisierten Zustand von der Polizei aufgegriffen worden. Eine strafgerichtliche Verfolgung unterblieb bisher, da N. jedesmal durch ein gerichtspsychiatrisches Gutachten, das vorübergehende Sinnenverwirrung zur Zeit der Tat annahm, exkulpiert wurde. Beim letzten Delikt lehnen zwei Vorbegutachter die vorübergehende Sinnenverwirrung ab und kommen zu dem Schluß, daß das Delikt im Zustand einer vollen Berauschung bzw. eines pathologischen Rausches begangen worden sei.

Auf Grund der Vorgeschichte, daß nämlich die bezeichneten Handlungen immer nur in alkoholisiertem bzw. berauschtem Zustand begangen wurden, besteht überhaupt keine Veranlassung anzunehmen, daß zur Zeit der Tat eine vorübergehende Sinnenverwirrung bestanden hat. Die Handlungen sind eben nur unter Alkoholgenuß aufgetreten und, soweit bekannt, niemals außerhalb eines Rauschzustandes. Damit fällt der Begriff der vorübergehenden Sinnenverwirrung weg, weil dieser ja nur für solche Fälle gilt, wo eben die Sinnenverwirrung nicht durch Alkoholgenuß verursacht wird. Daß ein pathologischer Rausch zur Zeit der Tat bestanden hat, ist ganz unwahrscheinlich, da der Untersuchte, der Trinker ist, sehr häufig Alkoholräusche mit Erinnerungslücken durchgemacht hat. Es ist daher die Amnesie für das Delikt nicht so zu werten wie die eines pathologischen Rausches, der einem epileptischen Dämmerzustand entspricht. Es sind auch die Handlungen des Delikts nicht persönlichkeitsfremde, denn N. ist zumindest ein latenter Homosexueller. Im pathologischen Rausch fehlen weiters die bei N. zur Zeit der Tat in höherem Ausmaß vorhandenen körperlichen Zeichen des gewöhnlichen Alkoholrausches. Es besteht wohl bei dem Untersuchten eine gewisse Alkoholintoleranz, auf keinen Fall aber ist für das Delikt ein pathologischer Rausch anzunehmen. Mit Rücksicht auf die körperlichen Zeichen

— der Pat. war zur Zeit seiner Verhaftung nicht gehfähig — und die Erinnerungslosigkeit für die Tat, ist aber wohl ein Zustand voller Berauschung anzunehmen. Dieser Zustand hat aber, darauf sei nochmals hingewiesen, nichts mit dem Begriff der vorübergehenden Sinnenverwirrung oder dem pathologischen Rausch zu tun. Außerdem muß betont werden, daß dem N. bekannt war, daß er in alkoholisiertem Zustande zu homosexuellen Handlungen neigt.

Fall 16. R. P., Schriftsetzer, geboren am 21. Dezember 1930.

Das Fakultätsgutachten wird gefordert, weil 2 einander widersprechende Gutachten über den Geisteszustand des P. zur Zeit der Tat — das eine von *Dr. D.*, das andere von *Dr. St.* — vorliegen. Das Gutachten von *Dr. D.* bestreitet eine vorübergehende Geistesstörung, während im Gutachten von *Dr. St.* die Ansicht vertreten ist, daß zur Zeit der Tat ein Zustand bestanden hätte, der einer vorübergehenden Sinnesverrückung gleichzusetzen wäre.

Die Tat, die dem P. vorgeworfen wird, ist, daß er am 22. Oktober 1950 die zahnärztliche Assistentin B. P. im Stiegenhaus eines Wohnhauses von rückwärts überfallen und zu Boden geschlagen hätte. Er hätte ihr weiters die Hose heruntergerissen und hätte den Zeigefinger seiner rechten Hand in ihren Geschlechtsteil gesteckt. Gleichzeitig öffnete er mit seiner freien linken Hand seine vordere Hosenöffnung. Nur durch das Dazwischentreten eines im selben Hause wohnenden Ehepaares konnte P. verscheucht werden und wurde kurz darauf von einem Wachebeamten verhaftet. Aus dem Protokoll der Sicherheitswache geht hervor, daß P. dort angab, er hätte mit der vorgenannten Angelegenheit überhaupt nichts zu tun und es müsse eine Verwechslung vorliegen. Bei einer späteren Einvernahme, am 24. Oktober 1950, schilderte P. den Hergang der Tat ziemlich lückenlos und erst in der Folgezeit, so auch bei den Untersuchungen durch die psychiatrischen Sachverständigen *Dr. D.* und *Dr. St.* bzw. während seines Aufenthaltes an der psychiatrischen Klinik behauptet P., sich an die Vorgänge praktisch nicht mehr zu erinnern. Der Untersuchungshäftling R. P. war vom 19. März bis 21. April 1951 an der Wiener Psychiatrischen Universitätsklinik zur Beobachtung aufgenommen und wurde während dieser Zeit einer Reihe von Explorationen unterzogen.

Aus der Vorgeschichte geht hervor, daß er der Sohn eines Zollbeamten ist, eine um 1 Jahr ältere Schwester und einen um 10 Jahre jüngeren Bruder hat, die beide mit ihm aufgewachsen sind. Infolge der häufigen Versetzungen seines Vaters mußte er in der Kindheit öfter die Schule wechseln. Schließlich besuchte er in Lundenburg 4 Klassen Gymnasium mit gutem Erfolg und mußte dann, während sein Vater eingerückt war, nach Friedensschluß aus Lundenburg flüchten und kam zu Fuß mit seiner Mutter und den Geschwistern nach Wien. Hier besuchte er noch die 5. Klasse Gymnasium; infolge finanzieller Schwierigkeiten mußte er aber das Mittelschulstudium aufgeben. Sein Vater war in russischer Gefangenschaft und es war lange Zeit nicht bekannt, ob der Vater am Leben geblieben sei. Nach seinem Austritt aus dem Gymnasium arbeitete er im Kamptal als landwirtschaftliche Hilfskraft. Derzeit ist er Schriftsetzer, wobei er aber betont, daß ihn sein Beruf überhaupt nicht freue.

Es sei hervorgehoben, daß er immer ein sehr guter Schüler war und schon in früher Jugend viel Interesse für Philosophie zeigte. Er fand eigentlich niemals Anschluß an andere Personen, war gern allein und verbrachte seine

Freizeit damit, daß er in Konzerte, in die Oper oder ins Theater ging. Er selbst spielt zwar kein Instrument und ist musiktheoretisch nicht vorgebildet. Er liebt vor allem schwere Musik und davon besonders Bruckner und Beethoven. Für leichte Unterhaltung, Tanz, Kinobesuch usw. hat er nichts übrig. Das Verhältnis zu seinen Eltern und Geschwistern sei, wie er sagt, immer ein gutes gewesen, wobei eine besondere Bevorzugung eines Elternteiles nach seinen Angaben nicht bestanden hätte, aber, wie er selbst meint, eine Ähnlichkeit seines Charakters mit seiner Mutter. Diese Angabe wird auch vom Vater bestätigt. Beide Eltern sagen aus, daß er immer ein sehr ruhiger, strebsamer Bub war. Es wäre ihm immer schwergefallen, mit anderen Menschen in Kontakt zu kommen, weil er sehr gehemmt war. Auch diese Angabe wird von der Mutter bestätigt. Zum weiblichen Geschlecht hätte er niemals Beziehungen gehabt und auch gesellschaftlich kaum mit Mädchen verkehrt. Es hätte sich keine Gelegenheit dazu ergeben und er hätte auch die Gelegenheit dazu nicht gesucht. Er hätte immer von einer Idealgestalt einer Frau geschwärmt, welche es aber nicht geben könne. Selbstbefriedigung hätte er nie getrieben.

Während seines Aufenthaltes an der Klinik war P. die ganze Zeit über ruhig und geordnet, anfänglich sehr gehemmt, scheinbar aber auch bewußt zurückhaltend und erst nach näherem Kennenlernen gelang es, in einen gewissen Kontakt mit ihm zu kommen. Die Stimmungslage leicht depressiv, schloß er sich von der Umgebung, d. h. von den Patienten, die auf derselben Abteilung untergebracht sind, weitgehend ab. Beim wiederholten Befragen über die Vorgänge zur Zeit seiner Tat kam eigentlich immer dieselbe Antwort, daß er sich nicht erinnern könne und nur noch wisse, daß er damals einen Mantelstoff zwischen den Fingern hatte, daß Lärm war, er die Treppe hinunterlief und ihm dabei klar wurde, er müsse etwas angestellt haben, das nicht recht war.

Die Ereignisse vor der Tat gab er so an, daß er am kritischen Tag nachmittags in der Ausstellung des Art-Klubs war, dort mit Interesse die Ausstellungsobjekte betrachtet habe, wobei aber nichts besonders sexuell Aufregendes dabei gewesen wäre. Er war dann auf dem Weg in die Kolingasse und weil er Zeit hatte, sei er planlos herumgegangen und plötzlich einer Frau begegnet. In der Überlegung, die Zeit auszufüllen, sei er ihr nachgegangen. Plötzlich sei sie in ein Haustor eingebogen; er sei ihr über die Stiege hinauf nachgegangen und dann sei die Tat geschehen, an die er sich nur, wie eben ausgeführt, in wenigen Details erinnern kann. Im schon erwähnten Protokoll vom 24. Oktober 1950 sind die Angaben des P. über die Art und Richtung, in der er dem Mädchen nachging, viel präziser angegeben und die Tat selbst wird — wie folgt — geschildert: „Ich folgte der Frau nach in der Absicht, mich ihr in unsittlicher Weise zu nähern. Bis dahin hatte ich noch nicht die Absicht, diese Frau geschlechtlich zu mißbrauchen. Diesen Gedanken faßte ich erst in dem Moment, als ich im 2. Stock des betreffenden Hauses vor ihr stand und sie sich umdrehte. Ich warf sie zu Boden, kann aber heute nicht angeben, auf welche Weise ich dies getan habe. Als die Frau am Boden lag, griff ich ihr unter den Rock und riß ihr die Hose herunter. Ich kann mich mit Sicherheit nicht mehr erinnern, ob ich ihr mit der rechten Hand den Geschlechtsteil betastet und ihr mit dem Finger in die Scheide gefahren bin. Ich gebe aber diese Möglichkeit ohne weiteres zu. Ich wollte die Frau geschlechtlich mißbrauchen, bin aber durch ihr Schreien und das Öffnen der Türen der Hausparteien hiervon abgekommen und ergriff die Flucht. Wenn mir vorgehalten wird, daß ich mit der linken Hand an meine Hosenöffnung griff, so gebe ich hierzu an, mich infolge der Aufregung nicht daran erinnern zu können.“ Bei Vorhalt der Diskrepanz zwischen der eben angeführten Aussage und den späteren Angaben, daß er sich nicht mehr erinnern könne, gibt P. an, er hätte eben damals alles unterschrieben, was ihm bei der Polizei vorgelegt worden wäre, nur um Ruhe zu haben.

Körperlich war der Pat. im wesentlichen immer gesund — bis auf Kinderkrankheiten. Bemerkenswert ist, daß P. vor 2 Jahren einen Selbstmordversuch unternommen hat, und zwar durch Einnahme einer größeren Menge Pillen, die aus einer Schachtel stammten, auf der stand, daß Überdosierung sehr gefährlich sei. Was es für Pillen waren, ist nicht bekannt. Der Anstoß zu diesem Selbstmordversuch waren häusliche Zwistigkeiten. 1945/1946 hätte manchmal nächtliches Bettnässen bestanden. Weiters bestünden in den letzten Jahren manchmal in der Nacht Zustände, bei denen er erbreche, durch ein Schwindelgefühl geweckt würde, dabei das Gefühl hätte, er stürze vornüber. Er fände sich dann manchmal stehend vor einem Möbelstück oder an der Wand. Wenn er zu sich komme, schmerzen ihn manchmal die Arme und das Schienbein; er merke daran, daß er sich angeschlagen und mit den Armen gerudert hätte, um nicht zu stürzen. Einen ähnlichen Anfall hätte er zirka eine Woche vor der Tat gehabt, er sei aus dem Schlaf aufgewacht, habe sich im Bett aufgesetzt und von da ab nichts gewußt, bis er beim Fenster, am Boden liegend, erwacht sei. Urinverlust bestand dabei keiner, er hätte sich aber am Kinn aufgeschlagen, da er in Farbdosen, die am Boden gestanden waren, hineingefallen sei. Zungenbiß hätte nicht bestanden.

Der körperliche Befund ergibt an den inneren Organen nichts Pathologisches. Neurologisch alle Hirnnerven frei, Reflexe an den Extremitäten seitengleich, keine Störungen der Motilität oder des Tonus, keine Pyramidenzeichen, keine Sensibilitätsstörung, Gang und Fußlidschluß o. B. Das Elektroenzephalogramm ergibt zusammengefaßt ein abnormes EEG. Normaler Alpharhythmus, links temporal Delta-Theta-Störung, in Hyperventilation 2—3 c/sec Deltaparoxysmen. Die psychologische Testuntersuchung, bestehend aus einer Intelligenzuntersuchung, einem Rorschach- und einem Szondi-Versuch, ergab bei P. das Bild einer intellektuell begabten Persönlichkeit. Im Rorschach-Versuch Zeichen einer introvertierten Persönlichkeit mit psychopathischen Zügen. Keine neurotischen und keine schizophrenen Zeichen von Bedeutung. Leichte depressive Stimmungslage, Zeichen von wirklichkeitsfremder Einstellung zur Welt, leichte Maskierungs- und Verstellungszeichen, phantasiebegabt, Tendenz zum Abstrakten und Symbolischen.

Gutachten: Betrachtet man die Lebensgeschichte des P., so zeigt sich, daß viele Schwierigkeiten von außen her die Entwicklung seiner Persönlichkeit ungünstig beeinflußten.

Infolge des Berufes des Vaters häufiger Schulwechsel, mußte mit 15 Jahren bei Kriegsschluß aus Lundenburg, wo er die 4. Klasse Gymnasium besuchte, mit seiner Mutter und den andern Kindern flüchten. Der Vater, eine sehr korrekte Persönlichkeit, befand sich zu dieser Zeit in Kriegsgefangenschaft, so daß er gerade zur Zeit der Pubertät ohne väterliche Autorität war. Aus finanziellen Gründen wurde nach der Flucht von Lundenburg nach Wien das Mittelschulstudium abgebrochen, was P. sehr schwer traf. Er war immer schon geistig ideal eingestellt und sein

Ziel war, Philosophie zu studieren. Die manuelle Tätigkeit — erst als Landarbeiter, dann als Schriftsetzer — befriedigte ihn gar nicht. Immer sehr zurückgezogen und in sich selbst verkapselt, fand er keinerlei Anschluß an Freunde männlichen oder weiblichen Geschlechts und wurde ein typischer Einzelgänger. In seiner Freizeit widmete er sich der Musik, besuchte Theater, Konzerte, Ausstellungen und las Philosophen. Nach seinen Angaben hat er sich nie sexuell betätigt, auch nicht masturbiert, aber seit vielen Jahren eine sehr lebhafte sexuelle Phantasie entwickelt.

Während der langen Beobachtungszeit des P. an der Psychiatrischen Universitätsklinik und bei den zahlreichen Besprechungen mit ihm, konnten keinerlei Anzeichen aufgedeckt werden, die ihn als geisteskrank erscheinen ließen. Es sei ausdrücklich betont, daß kein Anhaltspunkt dafür besteht, daß sich P. im Beginn einer schizophrenen Psychose befindet. Er stellt wohl eine psychopathische Persönlichkeit dar, die am ehesten dem Typ einer schizoiden Psychopathie entspricht und eine seelische Abwegigkeit dokumentiert, welche in ihrer Dignität aber keinesfalls einer Geisteskrankheit gleichzusetzen ist. Den von dem Untersuchten angegebenen und geschilderten Anfällen fehlen die wesentlichen Kriterien eines epileptischen Anfalles. Sie sind nach der Beschreibung als hysterische Anfälle, wie sie bei psychopathischen Persönlichkeiten gar nicht so selten vorkommen, zu deuten. Auch wenn das Elektroenzephalogramm kein ganz normales Verhalten zeigt, kann dies mit Rücksicht darauf, daß das klinische Bild gegen Epilepsie spricht, nicht für das Vorliegen einer solchen gewertet werden.

Was nun den Geisteszustand des P. zur Zeit der Tat betrifft, so ist vor allem die Diskrepanz in seinen Angaben beim Polizeiverhör und den jetzigen Behauptungen bemerkenswert. Beim Polizeiverhör hat P. die Ereignisse des kritischen Tages genau und ziemlich lückenlos wiedergegeben, während er jetzt nur einzelne kurze Erinnerungsinseln anzugeben imstande sein will. Wäre die Tat in einem epileptischen Dämmerzustand erfolgt, so wäre der Untersuchte außerstande gewesen, wenige Tage danach eine fast lückenlose Schilderung zu geben. Die Amnesie in einem Dämmerzustand ist eine mehr oder minder vollständige und kann sich in der Folgezeit etwas aufhellen. Der umgekehrte Vorgang aber, erst intaktes Erinnerungsvermögen und später Erinnerungslosigkeit, erweist, daß diese Erinnerungslosigkeit vorgetäuscht ist. Damit fällt auch der Einwand, daß die Tat Ausdruck eines epileptischen Geschehens sein könnte, da P. ja unter anfallsartigen Zuständen in der Nacht leidet, die aber schon oben von den Gefertigten als hysterische Zustände gedeutet wurden. Dasselbe, was über den Zusammenhang zwischen Amnesie und epileptischem Dämmerzustand eben ausgesagt wurde, gilt auch für Erinnerungslücken auf Basis anderer krankhafter Störungen. Es besteht kein Anlaß anzunehmen, daß bei P. zur Zeit der

Tat eine Sinnesverwirrung bestanden hätte, in welcher der Täter sich seiner Handlung nicht bewußt war.

Wie schon ausgeführt, ist der Untersuchte eine psychopathische Persönlichkeit, wobei für die Ausbildung dieser seelischen Abwegigkeit eine Reihe von äußeren Umständen mitbestimmend waren. Diese Tatsache muß bei Beurteilung der Tat berücksichtigt werden, da es erwiesen ist, daß solche Personen ihren Trieben und Affekten leichter unterliegen und nachgeben. Dies gilt bei der eigentümlichen Entwicklung des Sexuallebens des P. insbesondere für seinen Sexualtrieb. Es sei aber nochmals betont, daß kein Anhaltspunkt dafür besteht, daß diese Steigerung des Triebes in seiner Auswirkung einer Sinnesverwirrung, wie sie der § 2c StG. meint, gleichzusetzen wäre.

Fall 5. Das Fakultätsgutachten über den Bäcker A. B., 26 Jahre alt, wird deswegen verlangt, weil 2 einander widersprechende Gutachten über seinen Geisteszustand vorliegen. Das eine, von *Dr. B.* vom 22. Oktober 1953, erklärt B. für zurechnungsfähig und findet keine eindeutige Voraussetzung für die Anwendung des § 2 StG. Er wird als psychopathische Persönlichkeit aufgefaßt. Der zweite Begutachter, *Dr. L.*, kommt in seinem Gutachten vom 16. April 1954 zu der Auffassung, daß bei B. zur Zeit seiner Tat ein psychischer Ausnahmezustand bestanden hätte, welcher einer vorübergehenden Sinnesverwirrung entspräche und somit unter den § 2c StG. zu subsumieren wäre.

Das Delikt, dessentwegen B. in Haft ist, wurde am 4. Juli 1953 gegen 22 Uhr in einem Gasthaus ausgeführt. Er hat damals dem Bürgermeister des Ortes mit einer Pistole in Mordabsicht nachgeschossen, anschließend im Abort des Gasthauses einen Schuß mit der gleichen Pistole an die Wand abgegeben und beim Einschreiten der Gendarmerie gegen den Revierinspektor K. ebenfalls 2 Schüsse abgegeben. Nur durch blitzschnelles Handeln der Gendarmen konnte die Waffe des B. verrissen und dadurch eine Verletzung des Revierinspektors vermieden werden. Weiters stieß B. damals Morddrohungen gegen einen gewissen F. V. aus und äußerte, daß er sich und seine Familie erschießen werde. Die Pistole, die B. verwendete, hatte er am selben Tag gekauft und machte sich durch den Besitz der Pistole unbefugten Waffenbesitzes schuldig.

Der Genannte war zwecks Erstattung des Gutachtens vom 30. Oktober bis 9. November 1954 an der Wiener Psychiatrischen Universitätsklinik aufgenommen. Während seines Aufenthaltes war der Untersuchte voll orientiert, klar und geordnet, in ausgeglichener, fallweise eher depressiver Stimmungslage. Er zeigte anfangs ein zurückhaltendes, fast abweisendes Gehaben, welches später aber in eine freundliche Bereitwilligkeit überging. Er erzählte dann ziemlich aufgeschlossen und zusammenhängend seinen Lebenslauf, war immer gut lenkbar, so daß keinerlei Anstände mit ihm auf der Station vorkamen. Die einzige Ausnahme bildete die weiter unten zu besprechende Alkoholbelastung für die Untersuchung des Elektroenzephalogramms.

B. selbst war nach seinen Angaben ein uneheliches Kind; der Vater war Kaffeehausbesitzer in W., die Mutter, später mit einem Arbeiter in K. verheiratet, ist 1945 an Unterleibskrebs gestorben. In der Familie der Mutter seien angeblich 2 Selbstmorde vorgekommen. Die Mutter habe er im Alter von 7 Jahren das erstemal gesehen, da er bei Bauern aufgewachsen sei.

Während seiner Pflichtschulzeit sei er im Waisenhaus und nach dem 14. Lebensjahr in einem Lehrlingsheim untergebracht gewesen. Nachdem er 2 Jahre Bäckerei erlernt habe, sei er im Dezember 1944 zur deutschen Wehrmacht eingezogen worden und schließlich in französische Gefangenschaft geraten. Nach seiner Rückkehr im Jahre 1946 sei er als Arbeiter in K. eingetreten, wo er bis 1948 tätig war. Als ihm die Arbeit zu schwer wurde, ging er in eine Möbeltischlerei und schließlich als Hilfsarbeiter in ein Magnesitwerk. 1951 geheiratet, habe er ein jetzt 3 Jahre altes Kind; die Ehe sei bisher glücklich gewesen. Von irgendwelchen durchgemachten Erkrankungen ist ihm nichts bekannt, bis auf einen fraglichen Unfall 1936, von dem er selbst aber kaum etwas wisse. Er sei wegen Diebstahls im Jahre 1948 mit 1 Jahr Kerker vorbestraft und habe voriges Jahr wegen Raufhandels 7 Tage Arrest bekommen.

B. hat im Lauf der letzten Jahre eine Reihe von Selbstmordversuchen unternommen, den ersten 1946, dessentwegen er auch in der Heil- und Pflegeanstalt „Am Feldhof" aufgenommen war. Er hatte versucht, sich zu erhängen, bekam in der Anstalt schwere Erregungszustände und hat für den Vorgang eine Amnesie. Über das Motiv ist ihm jetzt nichts mehr bekannt, es müsse aber, wie er meint, ebenso wie bei späteren Selbstmordversuchen, irgendeine Belanglosigkeit gewesen sein. Die Diagnose der Heil- und Pflegeanstalt aus dem Jahre 1946 lautete: Psychopathie, depressives Zustandsbild. Ein zweiter Selbstmordversuch erfolgte 1948, ein dritter 1951 durch Einnehmen von Schlafmitteln. 1952 war er an der psychiatrischen Klinik in G. unter der Diagnose „triebhafte Psychopathie mit periodischen Zwangshandlungen" (Alkoholabusus, Suizidversuch) aufgenommen.

Es sei hier bemerkt, daß B. im Jahre 1952, gelegentlich einer Streitverhandlung beim Bezirksgericht K. sich so ausfällig und renitent benahm, daß ein Entmündigungsverfahren eingeleitet wurde. Der damalige Sachverständige erklärte, bei B. keine Anzeichen einer Geisteskrankheit feststellen zu können.

Von dem Delikt, dessentwegen B. jetzt unter Anklage steht, behauptet er, nichts zu wissen. Das einzige, woran er sich erinnern könne, sei, daß er um zirka $^1/_2$8 Uhr früh von zu Hause weggegangen sei und den ganzen Tag über getrunken habe. Aus der Zeugenaussage der Kellnerin A. D., welche in dem Gasthaus, in dem B. trank, beschäftigt ist, geht hervor, daß er bis abends zirka 12 bis 13 Krügel Bier getrunken hätte. Er scheint auch am Vormittag schon alkoholische Getränke in einem anderen Gasthaus zu sich genommen zu haben. Weiters gibt B. zu, sich an den Ankauf der Pistole zu erinnern, welcher um ungefähr 20 Uhr am Klosett eines Gasthauses getätigt wurde. An alle anderen Vorgänge, insbesondere, daß er auf den Bürgermeister und auf die Gendarmeriebeamten geschossen habe, könne er sich nicht erinnern. Auf Grund der Zeugenaussage der Gendarmeriebeamten wird der Zustand des Häftlings wohl als angeheitert, aber nicht als total betrunken beschrieben. Außerdem hatten die Gendarmen den Eindruck, daß er eine Geistesverwirrung vortäuschen wollte. So hatte er auf die Frage, warum er auf den Bürgermeister geschossen habe, die Antwort gegeben: „Weil so viele Mücken in der Luft waren". Auf den Revierinspektor habe er geschossen, weil er mit ihm so eine Freude hätte. Auch ein zweiter Zeuge, der B. knapp nach der Schießerei auf den Bürgermeister gesehen hatte, hatte nicht den Eindruck, daß dieser ganz betrunken war. Dieser Zeuge sah auch, wie B. dem P. mit der Pistole in der Hand nachlief und ihn in gröblichster Art und Weise beschimpfte. Er äußerte auch dem Autobuschauffeur gegenüber, mit dem er dann wegfuhr, daß er den P., den er bereits öfter gewarnt hätte, schon noch einmal erwischen würde. B. gibt an, er sei am Tag nach diesem Delikt in einem Raum zu sich gekommen, von dem er nicht wußte, wo er sich befand. Man klärte ihn auf, daß er im Gefangenenhaus in M. sei und informierte ihn erst über sein Verhalten am Vortag. Nach seinen Angaben hätte er schon einmal einen ähnlichen Zustand gehabt, als er um 10 Uhr die B.-Werke verließ, in denen er gearbeitet habe und dann in einem Gitterbett in der Heil- und Pflegeanstalt aufgewacht sei. Dort habe man ihm erzählt, daß er sich nach einer Auseinandersetzung in der Familie hätte erhängen wollen. Auch dafür fehlt ihm jede Erinnerung. Es ist dies der eingangs beschriebene Selbstmordversuch im Jahre 1946. Dem B. ist seit vielen Jahren bekannt, was er selbst zugibt, daß er sehr reizbar ist, daß er besonders unter Alkoholgenuß die Kontrolle über sich verliert und leicht aggressiv wird. Aus diesem Grunde hatte er schon öfter Anstände, ist auch schon vorbestraft und gilt in seiner Heimat als gefährlicher und gewalttätiger Mensch. Er selbst beteuert, solche Exzesse nachher zu bedauern, er könne aber gegen sein triebhaftes Verhalten nicht ankämpfen. Die Reue über seine Ausbrüche sei manchmal so groß, daß ihn das Leben nicht mehr freue und er Selbstmordversuche unternommen habe. Er äußert unter anderem einmal, es wäre besser, wenn es noch eine Todesstrafe geben würde, da würde man mit seinem Leben Schluß machen.

Vor der Aufnahme an der Wiener Psychiatrischen Universitätsklinik war B. schon als Häftling vom 7. August bis 8. September 1954 neuerlich in der Landes-Heil- und Pflegeanstalt für Geisteskranke in G. aufgenommen. Während dieses Aufenthaltes kam es fallweise zu Erregungszuständen bei B. und zu Aggressivhandlungen gegenüber Mitpatienten. Dann wieder war er tagelang unauffällig und arbeitete in der Anstalt.

Der neurologische Befund entspricht der Norm, Röntgen des Schädels, Enzephalographie unauffällig. Der Liquorbefund ergibt in allen Reaktionen normale Werte. Das Elektroenzephalogramm zeigte biparietale Beta-Vermehrung, welche der Barbitursäuremedikation vom Vortag entspricht. Beim Versuch einer elektroenzephalographischen Untersuchung nach Alkoholgenuß riß sich der Untersuchte die Haube samt den Elektroden vom Kopf und attackierte den Arzt mit einem Sessel. Der psychologische Test ergibt in seiner Zusammenfassung: Der Untersuchte bietet das Bild einer intellektuell durchschnittlich begabten Persönlichkeit mit deutlichen Hinweisen auf eine Psychopathie. Erhöhte, nach außen gerichtete Aggressivitätstendenzen. Außerdem neurotische Züge.

Zur Zeit des letzten Aufenthaltes des B. in der Anstalt bei G. wurde seine Gattin vorgeladen. Diese berichtete, daß sie ihren Mann seit November 1949 kenne, daß er damals sehr nett, aber immer schon sehr reizbar war, sie hätte es mit ihm immer schwer gehabt. Obwohl er kein Gewohnheitstrinker war, sei er, wenn ihm irgend etwas nicht zusammenging, ins Wirtshaus gegangen, um seine Sorgen zu ertränken. Auch mit den Eltern der Frau hätte er sich schlecht vertragen und es seien häufig Streitigkeiten, vor allem mit dem Vater, vorgekommen. Zu einer Aussprache, die sich darum drehte, daß das Kind, das bei den Eltern der Frau in Pflege war, in einem Heim untergebracht werden sollte, mußte der Vater sogar den Gendarmeriepostenkommandanten zu sich ins Haus bitten, da er Tätlichkeiten seitens des Schwiegersohnes fürchtete. Auch die Gattin bestätigt, daß die Selbstmordversuche, von denen ihr 4 bekannt sind, immer aus nichtigem Anlaß ausgeführt wurden.

Gutachten: A. B. war in seinem Leben bereits dreimal an psychiatrischen Abteilungen, davon einmal an der Universitäts-Nervenklinik G.

und zweimal in der Landes-Heil- und Pflegeanstalt A. F. interniert. Bei keinem dieser Aufenthalte wurden Zeichen einer Geisteskrankheit festgestellt, sondern immer die Diagnose auf irgendeine Form der Psychopathie gestellt. Auch die Beobachtung des Häftlings an der Wiener psychiatrischen Universitätsklinik im November l. J. ergab keinen Anhaltspunkt für das Bestehen einer Geisteskrankheit, infolge deren Auswirkung B. des Gebrauchs der Vernunft beraubt wäre.

Dagegen hat er seit 1946 auf der einen Seite eine Reihe zum Teil ernst gemeinter Selbstmordversuche — meist aus nichtigen Ursachen — unternommen, auf der anderen Seite häufig im alkoholisierten Zustand eine große Anzahl von Aggressionshandlungen gegen Mitmenschen vollführt, die einmal zur Bestrafung mit 7 Tagen Arrest führten und ihm den Leumund eines gefährlichen Raufboldes eintrugen. Aus belanglosen Motiven heraus kam es somit immer wieder zu Aggressionen sowohl gegen die eigene Person als auch gegen die Umwelt, ein Umstand, der bei gewissen psychopathischen Persönlichkeiten häufig beobachtet werden kann. Nachdem derartige Handlungen bei B. immer wieder auftreten, ein für ihn charakteristisches Persönlichkeitsmerkmal darstellen, findet sich keine Veranlassung, seine letzten aggressiven Handlungen, deretwegen er jetzt unter Anklage steht, anders zu werten als die früheren, bloß aus dem Grund, weil sie diesmal schwerwiegender sind. Zwischen den häuslichen Attacken des B. gegen seinen Schwiegervater und dem Amoklauf vom 4. Juli 1953 besteht kein qualitativer, sondern nur ein quantitativer Unterschied. Die, Trieb- und Affektspannungen hemmungslos nachgebende, zu explosiven Ausbrüchen neigende Persönlichkeit des Untersuchten ist die Ursache aller dieser Handlungen, nicht aber eine vorübergehende Geistesstörung zur Zeit der Tat. Eine solche — in Form eines pathologischen Rausches oder eines anderen Dämmerzustandes — wäre durch das Gegenteil, nämlich durch *persönlichkeitsfremde* Handlungen in einem dieser Zustände charakterisiert.

Zusammenfassend ist der Schluß zu ziehen, daß B. weder an einer chronischen Geisteskrankheit leidet, noch zur Zeit der Tat vorübergehend geisteskrank war. Er ist eine psychopathische Persönlichkeit mit Neigung zu aggressiven Handlungen gegen sich und die Mitwelt, wobei aber darauf hingewiesen sei, daß Psychopathen in der Art des Untersuchten infolge mangelhafter Kontrollierbarkeit ihres Affekt- und Trieblebens leichter zu impulsiven Handlungen neigen als andere Menschen.

Fall 1. Franz D., geboren am 23. Oktober 1923, Hilfsarbeiter.

Das Fakultätsgutachten wurde angefordert, weil drei psychiatrische Gutachten vorliegen, welche in der Beurteilung des Geisteszustandes des D. zu verschiedenen Resultaten kommen. Das erste dieser drei, von *Dr. P.* nimmt an, daß bei D. ein Strafausschließungsgrund nach § 2c gegeben sei; zu demselben Schluß kommt der Gutachter *Dr. D.* in seinem Gutachten vom 22. Oktober 1949, während *Dr. Sch.* am 1. Mai 1950 gutachtlich erklärt, daß bei dem Untersuchten die normale Willensbestimmbarkeit zur Zeit der Tat nicht aufgehoben gewesen sei.

Franz D. war zur Beobachtung vom 10. Jänner bis 2. Februar 1951 an der Wiener Psychiatrisch-neurologischen Universitätsklinik aufgenommen. Er ist beschuldigt, am 5. Dezember 1948 die Maria T. in L. ermordet zu haben. Sowohl er wie auch die T. befanden sich damals in alkoholisiertem Zustand und er hat die Genannte durch Würgen bzw. Schläge auf den Kopf getötet und ihr dann ein Krauthäuptel, mit dem Stengel voran, in den Mund gepreßt und dieses mit einem Tuch um den Kopf herum fixiert. Nächsten Tag stellte sich D. selbst der Polizei.

Bei der Aufnahme ist der Pat. zeitlich, örtlich und persönlich voll orientiert, klar und geordnet und zeigt ein der Situation angepaßtes Verhalten. Er erzählt, daß er am 23. Oktober 1923 in T. als lediges Kind geboren worden sei und dann im Haushalt seines leiblichen Vaters gemeinsam mit 3 jüngeren Brüdern und einer jüngeren Schwester (Halbgeschwister) gelebt habe. Im Jahre 1934 sei der Vater gestorben und D. meint, in seiner Kindheitsperiode sei es ihm recht gut gegangen und er hätte sich mit seinen Halbgeschwistern gut vertragen. Der Vater hätte manchmal getrunken. Seit seinem 3. Lebensjahre habe er — angeblich als Folge eines Sehnenrisses — eine Verkrüppelung des rechten Beines. Nach dem Tod des leiblichen Vaters zog er in den Haushalt seiner Mutter, die inzwischen geheiratet hat. Der Stiefvater nun sei ein schwerer Trinker gewesen, der sowohl ihn wie auch die Mutter öfter geschlagen habe. Er hätte auch vom Stiefvater fallweise Alkohol zu trinken bekommen. Dieser Umstände wegen sei er den Eltern weggenommen worden. Im Jahre 1934 oder 1935 kam er in das Armenhaus nach T. und dann in das Armenhaus nach G. 1937 wäre er in eine Hilfsschule eingetreten. Die Volksschule in T. habe er wegen häufiger Spitalsaufenthalte seines Beines wegen nur mangelhaft besucht. Er sei nicht recht mitgekommen und auch einige Male sitzengeblieben. Auch in der Berufsschule (Bürstenbinderei) sei er nur schlecht mitgekommen und habe nicht ausgelernt. 1942 wurde er Laufbursche, im Oktober 1944 mußte er einrücken, sei aber 3 Wochen später wieder von der deutschen Wehrmacht entlassen worden. Im Jänner 1946 wurde D. wegen einer Diebstahlsaffäre verhaftet, zu 6 Monaten verurteilt, von denen er aber nur 5 abgebüßt hätte. Später war er in verschiedenen Berufen — vor allem im Baugewerbe — tätig.

Seit 1946 hätte er flüchtige Beziehungen zu Mädchen gehabt, aber immer ohne ernste Absichten. Schließlich wurde es ihm, wie er sagt, zu langweilig, ständig allein zu leben, zu kochen und die Wirtschaft zu führen, aus welchem Grunde er zu heiraten beabsichtigte. Ein Kollege wollte ihn deswegen mit einem anständigen Mädchen bekannt machen. Ungefähr 4 Wochen vor der Tat habe er die T. kennengelernt, sie habe ihm gut gefallen und er habe sich entschlossen, obwohl sie ein außereheliches Kind hatte, sie zu heiraten.

Am Samstag, den 4. Dezember 1948, sei die T. nachmittags in Begleitung eines Kollegen aus M. gekommen. Den Abend und die Nacht hätte er mit ihr gemeinsam verbracht, und zwar in seinem eigenen Zimmer. Am nächsten Tag sei er vormittags bei der Familie P. gewesen, hätte dann mit der T. gemeinsam Mittag gegessen und Nachmittag hätten sie zusammen mit einem amerikanischen Soldaten bei der Familie P. Kognak getrunken. Bis 5 Uhr nachmittags wären von allen gemeinsam 2 Flaschen Kognak konsumiert worden. Als er nach 5 Uhr aus dem Haus trat und in die frische Luft kam, hätte er einen starken Rausch gehabt, könne sich aber jetzt nicht mehr erinnern, was weiter geschehen sei und was er mit der T. gesprochen hätte. Er könne sich nur entsinnen, daß er durch einen Schwibbogen gegangen sei und dann später etwas Weiches in den Händen gespürt habe und schließlich über irgendeinen Gegenstand gestolpert sei. Das Nächste, woran er sich erinnern könne sei, daß er in seine Unterkunft zurückkehrte, dort läutete und daß seine Quartiergeberin ihn fragte, wo denn die Mitzi sei; darauf habe er nur geantwortet: „Fort, fort". Hierauf sei er in sein Zimmer gegangen und hätte sich niedergelegt, um zu schlafen. Zu dieser Zeit machte er einen Selbstmordversuch, indem er versuchte, sich mit Rasierklingen die Pulsadern am Unterarm aufzuschneiden. Wie er den Selbstmordversuch durchgeführt habe, könne er sich jetzt nicht mehr erinnern. Auf die Frage, warum er Selbstmord begehen wollte, äußerte er, er hätte damals das Gefühl gehabt, es müsse etwas geschehen sein, da die Mitzi nicht da war. Nächsten Tag in der Früh kam er, nachdem er von zu Hause weggegangen war, bei einem Zeitungsverkäufer vorbei, den er kannte und dieser erzählte ihm, daß am Tag vorher in der Nähe ein Mädchen ermordet worden sei. Der Kolporteur zeigte ihm auch die Zeitung, in der der Bericht über den Mord stand. Als D. diese Nachricht bekam, ging es ihm, wie er sagt, durch den Kopf, daß er der Täter sein müsse und er stellte sich der Polizei.

Seit diesem Tag, das ist der 6. Dezember 1948, ist der Pat. in Haft. Während der Beobachtungszeit an der Psychiatrischen Universitätsklinik in Wien verhielt sich D. unauffällig, war nur fallweise in leicht depressiver Stimmung, sich aber immer seiner Situation voll bewußt, stets leicht zu lenken. Bei den laufenden Explorationen blieb er ständig bei der Aussage, sich an die näheren Umstände der Tat nicht erinnern zu können und gab nur die eingangs geschilderten Erlebnisse an. Er führte seine jetzige Erinnerungslücke für die Tat darauf zurück, daß er zur Zeit der Tat sinnlos betrunken war. Zur Unterstreichung seiner Behauptung, daß er nach Alkoholgenuß im berauschten Zustand sich an Ereignisse nicht erinnern könne, führt er ein Erlebnis einer Hochzeit im September oder Oktober 1948 an. Damals hätte er das erstemal einen so schweren Rausch gehabt, daß er sich an die Ereignisse der Hochzeit nachher nicht erinnern konnte. Er hätte immer schon gerne alkoholische Getränke zu sich genommen, meist aber nur am Wochenende, und sei früher im Rausch immer recht lustig und in Gesellschaft gerne gesehen gewesen. Das erstemal — bei der erwähnten Hochzeit — wäre er nach Aussagen von Bekannten depressiv geworden, woran er sich aber nicht erinnern könne. Er könne sich nicht erklären, warum er die T. hätte umbringen sollen, er hätte keinen Grund dafür gehabt und er könne die Tat nur darauf zurückführen, daß er infolge des Rausches seiner Sinne nicht mächtig gewesen sei. An der Schwere des Rausches sei nach seiner Meinung die große Menge konzentrierten Alkohols schuld, die er getrunken habe und der Umstand, daß er 2 Nächte vorher sehr wenig geschlafen habe. Beim Aufenthalt in der Klinik waren weder körperlich noch psychisch Zeichen eines chronischen Alkoholismus nachweisbar, was aber nicht ausschließt, daß vor seiner Inhaftierung solche bestanden hätten, da durch die lange Haft Alkoholgenuß nicht mehr möglich war. Während der Beobachtung konnten keinerlei Wahnideen, Sinnestäuschungen oder schwerwiegende neurotische Symptome nachgewiesen worden.

Die psychologische Untersuchung des D., die in einer Intelligenzuntersuchung, einem Rorschach- und einem Szondi-Versuch bestand, ergab, daß der Untersuchte unterdurchschnittlich intelligent sei, ohne daß irgendwelche Zeichen einer Psychose, aber auch nicht neurotische Zeichen von Bedeutung nachgewiesen werden konnten. Bemerkenswert die Angabe, im RORSCHACH-Versuch kämen Zeichen von Verstellung vor. Der SZONDI-Versuch deckt sadistische und Eifersuchtstendenzen auf.

Die körperliche Untersuchung ergab an den inneren Organen keinen krankhaften Befund. Der neurologische Befund zeigt alle Hirnnerven frei, an den oberen Extremitäten und dem linken Bein Beweglichkeit, Kraft, Tonus normal, keine Atrophie, keine Sensibilitätsstörung. Die Sehnenreflexe regelrecht. Die rechte untere Extremität in ihrer Gesamtheit verkürzt, mit hochgradiger Atrophie der gesamten Oberschenkelmuskulatur einschließlich der Gesäßmuskulatur, geringere Atrophie des Unterschenkels und der Fußmuskulatur. Die Beweglichkeit vor allem in den Sprung- und Zehengelenken eingeschränkt, der rechte Kniesehnenreflex nur ganz schwach auslösbar, der rechte Achillessehnenreflex fehlt. Keine Sensibilitätsstörung, keine Pyramidenzeichen. Der elektrische Befund ergibt teilweise Fehlen der elektrischen Erregbarkeit, teilweise totale, teilweise partielle Entartungsreaktion in den atrophischen Muskeln. Augenhintergrund normal, Wassermann im Blut in Spuren positiv, Liquor: Pandy +—, Nonne-Appelt +—, Gesamteiweiß 25 mg%, 5/3 Lymphozyten, Wassermann negativ, Mastix-Kurve normal. Das Elektroenzephalogramm ergibt ein abnormes Ruhe-EEG., Spitzen links temporo-okzipital, pathologisch hoher Alpharhythmus, in Hyperventilation bilateral synchron unregelmäßige Krampfpotentialabläufe. Bei Alkoholbelastung keine Änderung des Bildes.

Im Gegensatz zur Angabe des D., welche er an der Klinik machte, und die er früheren Begutachtern gegenüber ebenfalls äußerte, er könne sich an die Tat nicht erinnern, stehen die im Akt vorliegenden Aussagen des Untersuchten bei seinen ersten Einvernahmen. Bei einer Vernehmung am 6. Dezember gab D., wie aus dem Protokoll ersichtlich, unter anderem an: „Als wir (damit sind D. und T. gemeint) die Wohnung der Familie P. verlassen hatten, wollten wir zu einem Freund von mir, namens M. gehen. Wir gingen eingehängt und es kam in der Folge zu einer Auseinandersetzung. Was die Ursache dieser Auseinandersetzung war, kann ich mich heute nicht mehr entsinnen. Ich weiß nur, daß sie zu mir sagte, sie will mit mir nichts zu tun haben und sie werde nicht mehr heraufkommen. Durch die Auseinandersetzung sind wir bei der Wohnung des M. vorbeigegangen und kamen zu der Stelle, wo ich die Mitzi erwürgt habe. Wie ich vorher bereits erwähnt habe, habe ich mich durch die von der Mitzi gemachte Äußerung, daß sie nicht mehr heraufkommen werde, derart erregt, daß ich sie würgte. Daraufhin fing sie an zu schreien, weshalb ich sie aufmerksam machte, sie möge nicht mehr schreien, weil in einer kurzen Entfernung jemand vorbeigegangen sei. Nachdem sie trotzdem schrie, geriet ich noch mehr in Zorn und würgte sie mit einer Hand an der Gurgel, bis sie endlich still war. Gewürgt habe ich sie am Boden; ich habe ihr vorher einen Stoß gegeben und sie ist gleich umgefallen, weil sie ja sowieso betrunken war. Als die Mitzi noch schrie, ergriff ich einen nassen, feuchten Gegenstand (Gewächs), riß diesen ab und stopfte ihr diesen in den Mund mit Gewalt hinein. Ich würgte sie trotzdem weiter, bis sie sich nicht mehr rührte. Ich stand dann auf und kam erst zu mir, nachdem ich gesehen hatte, was ich gemacht hatte. Ich lief davon und wollte zu meiner Wohnung gelangen. Bevor ich die Straße erreichte, kehrte ich jedoch um und ging noch einmal zurück zur Mitzi. Ich bin deshalb zurückgelaufen, weil mir kalt war; ich wollte mir meinen Rock holen. Wie ich mich erinnern kann, habe ich meinen Rock und Mantel während der Würgerei ausgezogen, weil die Mitzi sagte, es sei kalt."

„Meinem Leben wollte ich dadurch ein Ende bereiten, daß ich mir mit einer Rasierklinge am linken Unterarm Schnitte beibrachte, dabei bin ich aber eingeschlafen und nach kurzer Zeit wieder aufgewacht. Jetzt ist mir erst richtig eingefallen, was ich gemacht habe.“

Bei einer zweiten Vernehmung des Beschuldigten am 4. bzw. 5. Februar 1949 gibt D. unter anderem an: „Plötzlich waren wir auf einem Feldweg und ich stolperte. Es war ziemlich neblig, aber noch nicht ganz finster. Weil ich merkte, daß ich auf irgendeinem Feld bin, bekam ich plötzlich Verlangen, die T. geschlechtlich zu gebrauchen. An eine Gewaltanwendung dabei kann ich mich nicht erinnern. Sie hat auch nicht geschrien, obwohl die Straße ganz daneben ist. Es ist richtig, daß die T. erklärte, es sei kalt und ich habe deshalb meinen Mantel und meinen Rock ausgezogen und ihr untergehalten. Ich halte es für möglich, daß sich die T. gewehrt hat und ich ihr dabei den Büstenhalter heruntergerissen habe. Das eine weiß ich genau, daß ich sie ziemlich stark mit beiden Händen gewürgt habe. Sicherlich habe ich Zorn über ihren Widerstand bekommen und habe sie deshalb gewürgt. Umbringen wollte ich sie nicht. Ich habe auch ein oder zweimal mit der Faust auf ihren Kopf geschlagen, ob sie geschrien hat, weiß ich nicht. Ich habe bei meinem Würgen auch gespürt, daß sie sich nicht mehr rührte. Die T. wollte dann schreien, worauf ich etwas Weiches vom Feld abriß und ihr in den Mund steckte.“

Im Gegensatz zu diesen beiden, mit Absicht von den Referenten ausführlich dargestellten Aussagen des D. sind die späteren Angaben, vor allem bei den psychiatrischen Untersuchungen, die in den Gutachten der 3 Vorbegutachter niedergelegt sind. Dem Gutachter *Dr. D.* gegenüber z. B. gibt D. an, er wisse nur noch, daß er durch einen Durchgang gegangen sei und dann wisse er nicht mehr viel. Über die Tat selbst könne er auch nichts angeben, es wären nur so einige lichte Momente, an die er sich erinnern könne. Es sei ihm erinnerlich, daß die T. gesagt habe, „es ist kalt“ und daß er seinen Mantel, und Rock ausgezogen habe. Ob sie dabei gestanden wären oder gelegen, wisse er nicht. Er wisse dann nur wieder, daß er seine Hand an ihrem Hals gehabt hätte und daß sie sich nicht mehr rührte. Nach dem Gutachten des *Dr. Sch.* erinnert sich D. nur noch, in welcher Richtung er und die T. nach dem Verlassen des Hauses der Familie P. gegangen seien und daß sie durch einen Torbogen kamen. Für die ganze folgende Zeit fehle seine Erinnerung, bis auf einen lichten Moment, nachdem alles vorbei war und wo er das Gefühl hatte, er müsse etwas gemacht haben. Seine Aussagen zur Tat während des Aufenthaltes an der Wiener Psychiatrischen Klinik sind eingangs niedergelegt.

Gutachten: Die mehrwöchige Beobachtung des Franz D. an der Wiener psychiatrischen Universitätsklinik hat ergeben, daß bei diesem keine Zeichen für das Bestehen einer Geistes- oder Gemütskrankheit vorliegen oder jemals vorgelegen haben. Aus der Lebensgeschichte und der psychologischen Testuntersuchung geht hervor, daß die Intelligenz des D. ziemlich unter dem Durchschnitt liegt, ohne daß aber ein Schwachsinn höheren Grades angenommen werden kann. Zeichen für chronischen Alkoholismus konnten hierorts nicht mehr nachgewiesen werden, was aber nicht ausschließt, daß der Untersuchte vor seiner Inhaftierung regelmäßig größere Mengen geistiger Getränke zu sich genommen habe. Er selbst gibt an, daß er in den letzten Monaten vor der Tat nicht mehr so viel Alkohol vertragen habe wie früher und im Rausch auch anders reagiert hätte. Während er seinerzeit im alkoholisierten Zustand immer lustig geworden sei, sei er zuletzt unter Alkoholeinwirkung leicht in depressive Stimmung verfallen und hätte Suizidgedanken bekommen. Auch schon vor der Tat wäre einmal für die Zeit eines Alkoholrausches bei einer Hochzeit eine Erinnerungslücke aufgetreten. Diese Änderung in der Alkoholeinwirkung auf den menschlichen Organismus bei chronischen Trinkern ist bekannt, hat aber auf keinen Fall die Wertigkeit einer alkoholischen Geistesstörung, falls nicht klinische Zeichen einer solchen nachweisbar sind. Bei D. bestanden aber niemals derartige Symptome.

Es ist nun die Frage nach dem Geisteszustand zur Zeit der Tat zu beantworten, zu welchem Zeitpunkt der D. sicherlich unter Alkoholeinwirkung stand und auch körperliche Zeichen des Alkoholrausches erkennen ließ. Hierzu müssen folgende 3 Möglichkeiten erwogen werden: 1. Handelte es sich um einen sogenannten pathologischen Rausch, der, einem epileptischen Dämmerzustand adaequat, das Bewußtsein aufhebend, oder hochgradig einengend, einer vorübergehenden Geistesstörung entspricht; 2. lag eine, wie es der § 2c StG. formuliert, „ohne Absicht auf das Verbrechen zugezogene volle Berauschung vor, in welcher sich der Täter seiner Handlung nicht bewußt war"*, oder 3. handelte es sich um einen Alkoholrausch geringerer Dignität, der dadurch nicht die Bedingungen des § 2c erfüllte.

Ad 1. Der sogenannte pathologische Rausch ist durch eine Reihe von Symptomen wohl charakterisiert, deren führendes die vollkommene Erinnerungslosigkeit für die Zeit seines Bestehens darstellt und die, je größer der zeitliche Abstand zu dem Ereignis wird, einer gewissen Aufhellung zugänglich sein kann. Genau das Gegenteil trifft bei dem vorliegenden Fall zu. Bei den ersten Einvernahmen machte D. ziemlich genaue, allerdings nicht immer im Detail übereinstimmende Angaben über die Tat, behauptet später kleinere Erinnerungslücken und schließlich jetzt eine praktisch vollkommene Amnesie für die inkriminierten Ereignisse. Diese Tatsache allein, daß zuerst die Erinnerung für die Tat fast voll intakt war, dann aber zunehmend verschwand, schließt das Vorliegen eines pathologischen Rausches mit Sicherheit aus.

Ad 2. Würde man eine „so schwere Berauschung, daß sich der Täter seiner Handlung nicht bewußt war", annehmen, dann wäre es einmal schon schwer verständlich, daß D. trotz der körperlichen Symptome des schweren Alkoholrausches alle die Handlungen auszuführen imstande war, die er tatsächlich vollbrachte (er zog den Rock aus, würgte die T.,

---

* Diese Handlung fand vor der im Jahre 1952 erfolgten Novellierung des § 523 StG. statt.

riß ein Krauthäuptel aus, steckte es ihr in den Mund und fixierte es mit einem Tuch). Weiters hätte die schwere Berauschung die logische Gedankenfolge, die zur Ausführung der Tat nötig war, unmöglich gemacht. Eine derartige Handlung könnte demnach weder was die geistige noch was die körperliche Situation betrifft, in einem Zustand voller Berauschung, wie sie der § 2c annimmt, zustande kommen.

Ad 3. Es besteht kein Zweifel, daß D. das Verbrechen in alkoholisiertem Zustand beging. Es ist durch Zeugenaussagen belegt, daß sowohl er als auch die T. angeheitert und im Gang unsicher waren. Das Verhalten der beiden war aber nicht ein solches, daß sich der beobachtende Polizist zum Einschreiten veranlaßt sah. In diesem Zustand erfolgte nun das Verbrechen in entsprechender Zweckmäßigkeit und Überlegtheit. Das sowie der Umstand, daß D. bei den ersten Verhören ein ins Detail gehendes Geständnis ablegte, spricht dafür, daß der Alkoholrausch viel geringer gewesen sein muß und ein Zustand voller Berauschung, wie ihn der § 2c meint, nicht angenommen werden kann. Die volle Berauschung hätte es nicht möglich gemacht, daß kurz darauf eine ausführliche Schilderung der Ereignisse während dieses Zustandes gegeben werden konnte, es müßten Erinnerungslücken vorhanden sein. In demselben Sinn spricht auch der Suizidversuch, den D. knapp nach der Tat unternahm.

Es kann somit zusammenfassend angenommen werden, daß die Tat wohl in alkoholisiertem Zustand von D. begangen wurde, daß dieser Zustand aber nicht einem pathologischen Rausch oder einer vollen Berauschung, wie ihn der § 2c StG. meint, entsprochen hat. Das bedeutet weiter, daß D. zur Zeit der Tat weder geisteskrank war, noch sich vorübergehend in einem Zustand befand, der einer Geisteskrankheit gleichzusetzen wäre.

Abgesehen von dieser eindeutigen Feststellung muß aber bemerkt werden, daß der Untersuchte eine unterdurchschnittlich intelligente Persönlichkeit, in ungünstigem Milieu aufgewachsen und lebend, darstellt, welche schon frühzeitig mit Alkoholmißbrauch begonnen hat. Es sei auch betont, daß der reichliche Alkoholgenuß vor der Tat die Erregbarkeit und sexuelle Reizbarkeit des D. gesteigert und dadurch sonst vorhandene Hemmungen beeinträchtigt haben mag. Die Gefertigten weisen aber nochmals darauf hin, daß diese Umstände nicht ausreichen, um bei D. zur Zeit der Tat einen Zustand anzunehmen, der den Bedingungen des § 2c StG. entspräche.

Für die Diagnostik einer Amnesie stehen eine Reihe von Faktoren bzw. Hilfsmitteln zur Verfügung: Der Strafakt beschreibt die Tat, den Tatbestand, bringt Zeugenaussagen über die Tat bzw. den Täter, dessen eigene Aussagen, den Polizeibericht, die Anklageschrift usw. Dazu kommen die Eigen- und Außenanamnese, die klinische Untersuchung und das Ergebnis der stationären Beobachtung. Ergänzend zur klinischen Untersuchung werden Hilfsbefunde, wie psychologische Teste, EEG., Liquor, Luftfüllung usw., eingeholt, während, wie schon erwähnt, die sonst für die Aufhellbarkeit einer Erinnerungslücke anwendbaren Methoden der Hypnose und Narkoanalyse für die forensische Beurteilung wegfallen müssen.

Bei den 8 beschriebenen Fällen hatten jedesmal zwei oder mehrere miteinander nicht konforme Gutachten vorgelegen, weswegen vom Gericht ein Fakultätsgutachten verlangt wurde. Fast immer nahm der eine Vorbegutachter an, daß der Untersuchte die Bedingungen eines der 3 ersten Absätze des § 2 des österreichischen Strafgesetzes erfülle, der andere dagegen, daß der Beschuldigte nicht geisteskrank sei. Nur in einem Fall (Otto N.) waren 2 Begutachter der Ansicht, daß der Untersuchte unter die Bedingungen des § 2b und 2 andere Begutachter, daß er unter die Bedingungen des § 2c falle.

Die 8 inkriminierten Handlungen waren dreimal versuchte bzw. vollendete Brandlegungen, dreimal Sexualverbrechen, und zwar zweimal homosexuelle Handlungen, einmal versuchte Notzucht und je einmal Mordversuch und gefährliche Drohung bzw. Mord. Bei 5 von den 8 Fällen wurde die Amnesie nicht von Anfang an behauptet. Die Beschuldigten gaben ein- oder mehrmal die Verbrechen zu und leisteten teilweise, besonders bei der ersten Einvernahme, genau detaillierte Schilderungen ihrer Tat. Bei dreien von diesen, Fall W., P. und D. (Fall 10, 16, 1), war die Erinnerungslücke sicher simuliert. Franz W. hatte die Brandlegung in allen Details genau geschildert und wurde am Tag der Tat bereits von dem Arzt, der ihn untersuchte, als Simulant entlarvt. In der Folgezeit behauptete er ständig, von der Tat nichts zu wissen. Rudolf P. gab bei seiner Verhaftung nach der versuchten Notzucht zuerst der Polizei gegenüber an, es müsse eine Verwechslung vorliegen, dann legte er ein lückenloses Geständnis ab, um später wieder anzugeben, er könne sich an nichts erinnern. Am eindrucksvollsten demonstrierte Franz D. die Simulation der Erinnerungslücke. Am Tag nach dem Mord an seiner Freundin, gab er eine genaue Schilderung seiner Tat und aller Geschehnisse vom Zeitpunkt des Verlassens der Wohnung bis zum Selbstmordversuch. In der Folgezeit trat eine immer stärker werdende Einengung der Erinnerung für das Verbrechen auf, bis er schließlich eine volle Amnesie demonstrierte. Im Strafakt ist diese ständige Abnahme der Erinnerung besonders an Hand der verschiedenen psychiatrischen Gutachten genau zu beobachten. Bei zwei weiteren Untersuchten, Leopoldine M. und Maria K. (Fall 9 und 8), die erste eine Hysterika, die zweite eine Epileptika, besteht wohl auch Simulationstendenz. Die beiden geben ihre Tat einmal zu, um sie dann zu amnesieren, wobei bei der Epileptikerin eine so selten zu beobachtende retardierte Amnesie vorliegen könnte. Die drei übrigen Fälle, Adolf A., N. und Alfred B. (Fall 14, 15, 5), behaupteten von Anfang an eine Amnesie für die Tat und blieben ständig dabei. Bei allen drei war das Verbrechen unter Alkoholeinwirkung zustande gekommen und wurde von Vorbegutachtern als im Zustand eines pathologischen Rausches ausgeführt, angenommen. Ein solcher war in keinem Fall gegeben, weil die Delikte bei keinem Untersuchten persönlichkeitsfremd waren. Der eine (Alfred B.) war wegen Gewalttätigkeit schon öfter vorbestraft, die beiden anderen ebenso wegen Homosexualität.

Die bis jetzt angeführten Kriterien für die Art und Dignität der Amnesie ergaben sich alle aus dem Strafakt. Zusätzlich konnte in keinem Fall — weder durch die Eigen- noch durch die Außenanamnese — etwas Neues erbracht werden. Die Beobachtung ergab nur im Fall der Maria K. eindeutig das Vorliegen von epileptischen Anfällen und einer epileptischen Wesensveränderung, während bei keinem der anderen Untersuchten Symptome einer Geisteskrankheit nachgewiesen werden konnten. Die psychopathische Persönlichkeit der meisten von ihnen war schon durch ihre Verhaltensweise bzw. die Tat an sich, wie sie im Strafakt niedergelegt waren, ersichtlich.

Die psychologischen Teste bestätigten in allen Fällen das Ergebnis der klinischen Untersuchung, das EEG. war wieder nur im Fall der Epilepsie sicher abnorm und gestattete die Diagnose von häufigen Anfällen des Petit-mal-Typs. Bei 2 weiteren (Rudolf P. und Franz D.) war das EEG. gering abnorm.

Somit ergibt sich auf Grund der dargestellten Fälle, daß für die forensische Beurteilung der Wertigkeit einer Amnesie das Wichtigste die Angaben des Strafaktes sind, während Eigen- und Fremdanamnese, klinische Beobachtung und Hilfsbefunde jenen gegenüber an Bedeutung zurücktreten. Insbesondere dürfen die Hilfsbefunde (EEG. und psychologischer Test) nicht überwertet werden. Auf Grund eines noch so eindeutig pathologischen Elektroenzephalogramms darf ohne entsprechende klinische Symptomatik eine bindende Diagnose nicht gegeben werden. Dies möge der im folgenden dargestellte Fall 3, Walter L., 36 Jahre alt, Gärtner, demonstrieren:

Das Fakultätsgutachten wird auf Grund des Beschlusses der Ratskammer eines Landesgerichtes wegen der Schwierigkeit der Sachlage für nötig befunden. L. hat am 6. März 1956 seinen Untermieter A. Sch. mit einem Hammer erschlagen und steht wegen §§ 134ff. Strafgesetz unter Anklage. Da Bedenken an der Zurechnungsfähigkeit des L. auftraten, wurde er von Dr. E. über Auftrag des Landesgerichtes auf seinen Geisteszustand untersucht, welcher Herr am 7. Mai 1956 ein Gutachten abgab. Darin wird L. als infantiler, intellektuell und entwicklungsmäßig unreifer Paranoiker bezeichnet, der unter dem Zwang seiner krankhaften Ideen lebt und handelt und dadurch der Umwelt als eigenbrötlerischer Sonderling auffällt. Nach Ermessen des Begutachters kann L. für seine Tat als nicht verantwortlich angesehen werden, da zum Zeitpunkt derselben eine Einengung der Willensbestimmung, der Urteilskraft und Kritikfähigkeit, welche einer Bewußtseinstrübung gleichzustellen wäre, bestanden hat.

Walter L. wurde zum Zwecke der Erstattung dieses Gutachtens vom 26. Oktober bis 7. November 1956 an der Wiener psychiatrischen Universitätsklinik stationär beobachtet. Er war während seines Aufenthaltes ständig voll orientiert, gut kontaktfähig, zeigte geordneten Gedankenablauf. Er sprach gerne, gab auf Fragen ausführliche Antworten, die er auch in unwesentlichen Dingen detailliert, versucht auch bei Nebensächlichkeiten die zeitliche Reihenfolge zu wahren, verbessert sich manchmal, wenn er glaubt, sich geirrt zu haben. Die Angaben erfolgen eher affektarm, manchmal monoton, nur beim Bericht über seine Leistungen in erzieherischer Hinsicht und seine Dichtungen wird er lebhafter und aufgeschlossener. Irgendwelche Sinnestäuschungen konnten während der Zeit des Klinikaufenthaltes nicht beobachtet werden.

Er gab an, daß er am 6. März 1956 seinen Untermieter Sch. in Salzburg in Notwehr mit einem Hammer erschlagen habe. Dieser Mann und dessen Frau wohnten seit Herbst 1955 bei ihm in Untermiete in einem Kabinett. Der Mann habe in den letzten Monaten sehr viel getrunken, sei keiner Arbeit nachgegangen und habe sich von seiner Frau erhalten lassen. Er hätte schon öfters Differenzen mit diesem gehabt, da Sch. sich laufend in die persönlichen Angelegenheiten des Untersuchten eingemischt hätte. So äußerte er, er wolle die Kinder, die manchmal zu L. auf Besuch kamen, nicht mehr im Hause sehen, da sie schlecht erzogen seien. Er werde sie züchtigen. Dann wieder habe er sich das Fahrrad des Untersuchten genommen, ohne ihn zu fragen, ein anderes Mal seinen Handwagen ausgeborgt und diesen trotz Ersuchen zu schwer belastet. Außerdem habe ihn Sch. immer wieder wegen seiner Lebensgewohnheiten und Ansichten gefrotzelt, sich über ihn lustig gemacht. Diese seien dem Sch. bekannt gewesen, da L. sie ihm in verschiedenen Gesprächen mitgeteilt hätte. Wegen der diversen Streitigkeiten sei vorgesehen gewesen, den Sch. zu kündigen und es hätte für Sommer 1956 auch Aussicht auf eine andere Wohnmöglichkeit bestanden.

Am 6. März 1956 wäre Sch. wieder so betrunken gewesen, daß sogar seine Gattin aus Angst vor ihm nicht nach Hause, sondern zu ihrem Bruder schlafen gegangen sei. Als L. an dem genannten Tag nach Hause kam, hätte er zunächst nicht einmal gewußt, ob Sch. daheim sei oder nicht. Er habe einige Hovaletten genommen, sich niedergelegt und wurde durch Rufe von Sch. aus dem Halbschlaf geweckt. Schließlich hätte er eine zirka halbstündige Unterredung mit dem Genannten gehabt, der von ihm Geld wollte. Schließlich habe ihn Sch. mit einem auf dem Nachtkästchen liegenden Messer bedroht, worauf er eine so starke Angst bekommen hätte, wie er sie niemals im Krieg hatte. Er hätte nicht denken können, habe aber gewußt, daß irgend etwas geschehen werde. Der Mann schien ihm ausgesprochen gefährlich, er wußte, daß er sehr stark sei, und wenn er den Sch. nicht getötet hätte, wäre wahrscheinlich er, L., jetzt tot. Wäre er davongelaufen, hätte er die Polizei nicht mehr erreicht. Er könne nicht glauben, daß man sich von einem Betrunkenen müsse umbringen lassen, ohne sich zur Wehr zu setzen. Er hätte in der letzten Zeit den Eindruck gewonnen, daß der Sch. nicht ganz normal handle. Er betont, daß er sich im nachhinein überlegt habe, unter welchen Verhältnissen er sein Leben schützen und unter welchen Verhältnissen er sein Leben einsetzen müßte. Dabei sei er zu dem Schluß gekommen, daß er sich von einem Menschen, der ethisch unter ihm stehe, nicht umbringen lassen müsse. Dagegen sei er jederzeit bereit, sein Leben für einen edlen Zweck zu lassen. Zu näheren Überlegungen hätte er aber damals keine Zeit gehabt, sondern habe zufällig den Hammer als nächste Waffe ergriffen; hätte er einen Stock gefunden, wäre er mit diesem losgegangen. Er habe sich auf jeden Fall wehren müssen. An die Umstände, die zu dem Mord führten, bzw. an die Vorgänge des Attentates selbst erinnert sich der Untersuchte genau.

L. hat einen jüngeren Bruder, mit dem er sich aber eher schlecht verstand, da der Bruder mehr auf das Praktische und er selbst immer schon auf das Ideelle eingestellt gewesen sei. Er sei seinen Eltern nachgeraten, die, ebenso wie er, Idealisten gewesen wären. Mit 11 Jahren starb die Mutter, und der Vater hätte dann eine Frau mit einer Tochter, die etwas jünger als der Untersuchte wäre, ins Haus genommen. Mit der Stiefmutter hätte er sich überhaupt nicht verstanden, weil sie ganz andere Lebensauffassungen hatte. Nach Besuch der Volks- und Hauptschule habe er die Schlosserei gelernt, sich daneben durch Abendkurse weitergebildet und sei später als Techniker in einen Betrieb eingestellt worden, lediglich auf Grund des Wissens, das er sich in den Kursen erworben hatte. Schon als Kind habe er viel gelesen und nachgedacht, sich mit der Natur befaßt, die Sterne betrachtet und eigentlich wenig Kontakt mit den Mitschülern gefunden. In der Hitler-Jugend erwachte sein Lehr- und Führertalent — wie er sich ausdrückt. Er wäre damals gerne Lehrer geworden, da das Erklären und Lenken junger Menschen ihm tiefe Befriedigung gebracht habe. Auch während seiner Militärzeit seien immer junge Menschen um ihn gewesen, die er nicht durch Worte, sondern durch Taten gelenkt und geleitet hätte. Für diese Aufgabe hätte er Talent. Er sei auch ein tief religiöser Mensch, wohl nicht kirchlich gebunden, habe er seinen Glauben aus eigener Lebenserfahrung gestaltet. Er habe sich nicht nur über die christlichen Religionen informiert, sondern auch Romane über andere Religionen gelesen, wobei ihm einige Gedanken, vor allem aus der indischen Religion, begeistert hätten. Er habe aus den verschiedenen Glaubensbekenntnissen das — wie er meint — Beste herausgesucht und in sich aufgenommen. Schließlich habe ihn das Lesen von Romanen und Erzählungen, da es ihm zu passiv war, nicht mehr befriedigt und er habe selbst zu dichten begonnen. Sein Talent hiezu habe er zufällig entdeckt, als anläßlich einer Wehrmachtsveranstaltung ein Gedicht gemacht werden mußte. Seither habe er immer wieder Gedichte verfaßt, meist lyrische und immer ernsten Inhalts. Auch Märchen hätte er gedichtet, habe ein solches aufgeschrieben. Die anderen hätte er nur den Kindern erzählt. In den Jahren 1947/48 und 1949/50 besuchte er eine Maturaschule, da er zu dieser Zeit noch unbedingt Lehrer werden wollte. Dann habe er, da er den Gärtnereibetrieb seines Vaters übernehmen mußte, das Studium endgültig aufgegeben. Seit 1949 seien immer Kinder aus der Nachbarschaft zu ihm gekommen, hätten ihm im Garten geholfen, wofür er ihnen kleine Geschenke machte. Diesen erzählte er Märchen, sang mit ihnen Lieder und versuchte, sie für das Ethische zu begeistern. Die Kinder hätten ihn sehr gerne und er habe sich immer zu ihnen hingezogen gefühlt. Er sei immer mit den Menschen gut ausgekommen, habe nie Streit gehabt, da er immer der Ansicht gewesen sei, die gute Sache würde von selber siegen. Wenn die Menschen anderer Meinung gewesen seien als er, hätte ihn dies nicht berührt, da es eben Leute gebe, die praktisch, und solche, die ideell eingestellt seien. Einige hätten sich immer zu ihm hingezogen gefühlt, mit diesen habe er sich gut verstanden. Im Gegensatz dazu hätte er nie einen richtigen Freund gehabt, seine volle Befriedigung fand er darin, andere zu belehren und zu leiten. Er habe auch schon daran gedacht, zu heiraten, aber nie die richtige Frau gefunden, die ebenso wie er eingestellt wäre. Er habe auch mit einer Frau noch nie sexuell zu tun gehabt.

Zur Demonstration seiner Friedfertigkeit führt er an, daß er nur ein einziges Mal daran gedacht habe, sich über einen Menschen zu beschweren, und zwar im vergangenen Winter, als ihn ein Wachmann ungerechtfertigterweise beim Verkauf am Markt beschuldigte, er hätte die Warenpreise nicht richtig vermerkt. Damals habe er sich sehr über die ungenaue Weise der Amtshandlung geärgert und wollte einen diesbezüglichen Artikel in einer Zeitschrift veröffentlichen. Im Februar 1956 wäre er in einer Versammlung gewesen und die Prinzipien des Redners über Gerechtigkeit, Ehre und Treue hätten ihm sehr imponiert. Dabei habe es sich, obwohl dies eine politische Versammlung war, weniger um politische als ethische Probleme gehandelt. Da ihm die Sache so imponierte, habe man ihn aufgefordert, in anderen Bezirken Vorträge zu halten, was er auch probeweise vor einer kleinen Gruppe von Menschen getan habe, um sich im Sprechen zu üben. Er habe auch einiges vorgelesen, dann hätten Kinder Lieder gesungen, und seiner Ansicht nach wäre der Abend sehr schön gewesen. Zu einer weiteren Betätigung dieser Art kam es nicht, da seine Inhaftierung dazwischenkam. Er habe immer versucht, gerecht zu sein, hätte sich aus der Meinung der Menschen, wenn sie nicht wie der tote Sch. in sein Leben eingegriffen hätten, nie etwas gemacht. Die Tat selbst empfinde er als schweren Schicksalsschlag, dem er nicht entrinnen könne. Den Fehler habe er nicht jetzt, sondern viel früher gemacht, als er den Sch. in sein Haus nahm, ohne sich über ihn zu erkundigen. Er führt dies auf seine mangelnde Menschenkenntnis Männern gegenüber zurück, während er Frauen viel besser beurteilen könne. Er meint, daß die Tat nicht einem Mord entsprochen hätte, sondern der Notwehr entsprang. Irgendeine Zeit zum Überlegen hätte er gar nicht gehabt. Auf die Frage, ob er der Ansicht sei, daß er zu Recht eine Strafe erwarte, meint er dies wohl, aber nicht für einen Mord, sondern nur für eventuelle Überschreitung der Notwehr. Im Oktober 1955 erlitt L. einen Verkehrsunfall, dabei aber keine Bewußtlosigkeit, er war damals zirka 3 Wochen arbeitsunfähig. Gebrauch von Genußgiften lehnt der Pat. im wesentlichen ab, Geschlechtskrankheiten sind anamnestisch nicht erhebbar.

Zur Illustration der Persönlichkeit des L. seien kurze Angaben einiger Zeugen über ihn angeführt. So gibt seine Stiefschwester unter anderem zu Protokoll, daß er nach ihrer Meinung unter Minderwertigkeitskomplexen litt und sie ihm den Rat gegeben habe, zu einem Nervenarzt zu gehen, was er auch in der Folgezeit einmal getan hätte. Der Gatte der Stiefschwester bezeichnet ihn als einen in moralischer Hinsicht einwandfreien, ehrlichen und fleißigen Menschen, von dem er noch nie etwas Schlechtes gesehen oder gehört hätte. Er wäre tief religiös, äußerst hilfsbereit und bescheiden. Materielle Werte waren ihm immer nebensächlich, er spann sich nach Art eines Sonderlings in eine wirklichkeitsfremde Welt ein. Ähnliche Angaben macht ein evangelischer Pfarrer und die ehemalige Lehrerin des L. unter Bezug auf die Kindheit bzw. Jugend des Angeklagten. Weiters sei betont, daß der Vater des L. eine ganz ähnliche Persönlichkeitsstruktur zeigte wie er und auch allenthalben als Sonderling bzw. eigenbrötlerisch galt.

Der körperliche Befund, insbesondere am Nervensystem, ist vollkommen normal. Wassermann im Blut negativ. Der psychologische Test ergibt in seiner Zusammenfassung: Intellektuell gut begabt (I. Q. im Wechsler-Bellevue-Test 137). Im Rorschach-Versuch Hinweise auf eine affektstörbare Persönlichkeit mit hysteriformen Zügen. Ausgeprägte Affektunangepaßtheit im Sinne einer Labilität und Impulsivität. Hinweise auf Konfliktbereitschaft mit der Umgebung. Ambivalente Aggressionstendenzen. Defensemechanismen im Sinne einer Affektverdrängung. Keine deutlichen psychotischen Zeichen.

Besonders bemerkenswert und deswegen hier im Zusammenhang mit dem Mordfall mitgeteilt, ist das EEG. Nr. 15481 vom 30. Oktober 1956: *Untersuchungsgrundlagen:* Elektrodenanlage nach Grey Walter, 8-Kanal-Tintenschreiber und automatische Frequenzanalyse (Ediswan), Aufnahme in Ruhe und Hyperventilation und bei intermittierender Lichtreizung. *Aufnahmebedingungen am Pat.:* gut. In *Ruhe* herrscht eine mäßige Dysrhythmie. Occipito-parietal findet sich ein frequenzinkonstanter Alpharhythmus von vorwiegend 9 c/sec, der von einzelnen Theta unterbrochen wird. Frontal bis temporal treten reichlich Theta auf, frontal auch Beta. (Medikamentös ?) Der Alpharhythmus spricht auf Augenöffnen und -schließen nur unvollständig an. In *Hyperventilation* kommt es bereits nach relativ kurzer Zeit zu einer Aktivierung unregelmäßiger, oft sägezahnförmiger Delta in kurzen Gruppen frontal betont, links mehr als rechts. Diese Aktivierung dauert mit Linksbetonung noch minutenlang nach. Bei *intermittierender Lichtreizung* kein auffälliges Ansprechen. *Zusammenfassung: Abnormes EEG.* mit unregelmäßigen Beta und *reichlich* einzelnen *Theta in Ruhe* und *minutenlang anhaltender Aktivierung* unregelnäßiger *links frontal betonter bilateraler Delta-Gruppen durch Hyperventilation.* EEG.-Nr. 15481 II vom 2. November 1956. Wiederholung von 15481 vom 30. Oktober 1956: *Untersuchungsgrundlagen:* Elektrodenanlage nach Grey Walter, 8-Kanal-Tintenschreiber und automatische Frequenzanalyse (Ediswan), Aufnahme in Ruhe und Hyperventilation. *Aufnahmebedingungen am Pat.:* gut. In *Ruhe* herrscht wieder eine mäßige Dysrhythmie. Occipito-parietal findet sich ein mittelhoher frequenzinkonstanter Alpharhythmus von vorwiegend 9 c/sec, der relativ weite Ausbreitung nach vorne zeigt und auf Augenöffnen und -schließen anspricht. Frontal bis fronto-temporal, links mehr als rechts, treten unregelmäßige Theta auf. In *Hyperventilation* Aktivierung sägezahnförmiger Delta in kurzen und längeren Gruppen frontal betont, links deutlicher als rechts. Minutenlanges Nachdauern. *Zusammenfassung: Abnormes EEG.* mit unregelmäßigen *Theta frontal* bis fronto-temporal beiderseits, *links mehr* als rechts in Ruhe und starker *minutenlang nachdauernder Aktivierung* von Sägezahn-*Delta-Gruppen durch Hyperventilation, frontal betont, links mehr als rechts.*

Gutachten: Der Vorbegutachter hat den L. als einen infantilen, intellektuell und entwicklungsmäßig unreifen Paranoiker bezeichnet und ihn daher für seine Tat als nicht verantwortlich angesehen. Leidet der Untersuchte nun tatsächlich an einer Paranoia (Verfolgungswahn)? Betrachtet man die Entwicklung seiner Persönlichkeit, so zeigt sich, daß diese Züge erkennen läßt, wie sie bei anderen Personen desselben Milieus kaum zu erwarten sind, sondern Menschen entsprechen, die sich eben durch diese Eigenschaften von ihren Artgenossen deutlich abheben. L. war schon als Bub ein Einzelgänger, der keinen Kontakt mit seinen

Mitschülern fand, war ernst, zurückhaltend und grüblerisch, Charakterzüge, die jetzt genau so vorhanden sind. Er beschäftigte sich später viel mit religiösen und philosophischen Problemen, entwickelte eine eigene Gottgläubigkeit, die sich aus Elementen verschiedener Religionen aufbaute und eine eigene Wirtschaftsphilosophie. Daneben verfaßte er eine Reihe von schwermütigen lyrischen Gedichten. Nach verschiedenen anderen Berufen, die ihn nur zum Teil befriedigten, fand er verständlicherweise in der naturverbundenen Gärtnerei ein Ziel, welches ihm auch seine Kontaktschwäche mit den Mitmenschen erleichtern half. Infolge dieser umgab er sich gerne mit Kindern, zu denen er leichter Kontakt fand und die ihn gerne mochten. Seinerzeit schon, in der nationalsozialistischen Hitlerjugend, hatte er gerne Kinder belehrt, sie geleitet und mit seinem Gedankengut vertraut gemacht. Während die Erwachsenen seine teilweise verschrobenen Ideen ablehnten, ihn deswegen sogar verlachten, wie der ermordete Sch., hörten ihm die Kinder bereitwillig zu. L. hatte nie einen Freund und noch niemals — er ist jetzt 36 Jahre alt — mit einer Frau sexuelle Beziehungen. Er wird von allen Leuten seiner Umgebung als guter und anständiger Mensch beschrieben, von einzelnen als Sonderling bezeichnet. Niemals aber konnten von Zeugen, vom Erstbegutachter, oder während der Beobachtung an der Wiener psychiatrischen Klinik Verfolgungs- oder wahnhafte Beeinträchtigungsideen beobachtet werden. Daß L. bisweilen Schwierigkeiten mit der Umwelt hatte, erklärt sich zwangsläufig aus seinem Charakter, nicht aber aus irgendwelchen Wahnerlebnissen. Auch der Mord an Sch. ist nicht Ausfluß oder Konsequenz einer Wahnidee, sondern hat ganz andere, nicht durch Geisteskrankheit bedingte Ursachen. L. ist auf Grund seiner eingangs genauer, eben jetzt gedrängter dargestellten Verhaltensweise diagnostisch als schizoider Psychopath aufzufassen, nicht aber als schizophren oder paranoisch. Er ist somit nicht mit einer chronischen Geisteskrankheit behaftet, wohl ist er aber eine abnorme Persönlichkeit, ein Sonderlingstyp und Weltverbesserer.

Auf Grund der Beschreibung, die L. selbst von seinem Verbrechen gibt, seiner Verhaltensweise knapp danach und den Aussagen der Verwandten des Toten, zu welchen L. sich sogleich nach der Tat begab, geht hervor, daß bei ihm auch nicht zur Zeit der Tat eine vorübergehende Geistesstörung bestand. Ein krankhaftes Elektroenzephalogramm allein, wie es beim Untersuchten vorliegt, kann niemals, wenn klinische Symptome fehlen, einen epileptischen Dämmerzustand annehmen lassen. Wenn somit L. weder zur Tatzeit vorübergehend noch auch sonst als dauernd geisteskrank bezeichnet werden kann, wird aber dennoch bei der Beurteilung des von ihm begangenen Verbrechens seine abwegige Persönlichkeitsstruktur berücksichtigt werden müssen. Jede psychopathische Persönlichkeit, und somit auch ein schizoider Psychopath wie der Angeklagte, ist vor allem in seinem Affekt und Triebleben stärkeren Spannungen ausgesetzt als eine ausgeglichene Person, ein Umstand, der leicht zu Konflikten verschiedener Art führen kann.

Das oben beschriebene hochpathologische EEG. durfte nicht verleiten, die Tat des L. als Ausdruck bzw. Folge einer organischen Hirnerkrankung zu werten. Zur Zeit des Verbrechens fehlten alle Kriterien eines organisch bedingten Dämmerzustandes. Der Untersuchte führte die Tat wohl in hoher Erregung, aber zielbewußt durch und hatte keinerlei Erinnerungsstörung für dieselbe.

Daß aber auch trotz genauer klinischer Beobachtung eine hochgradige Bewußtseinsstörung unbemerkt bestehen konnte, welche zu einer vollen Amnesie führte, beweist der nächste Fall.

Heinrich N., 53 Jahre alt, leidet seit Sommer 1955 an Angina-pectoris-Anfällen. Im Mai 1956 (genaues Datum nicht bekannt) erlitt er auf der Straße wieder einen solchen Anfall und stürzte dabei zu Boden. Er schlug mit dem Kopf auf und war durch zirka $^5/_4$ Stunden bewußtlos. Der Kranke, der danach keinen Arzt aufsuchte, hatte seit damals unter Kopfschmerzen in der rechten Schläfegegend zu leiden, welche in der Folgezeit an Intensität zunahmen. Da er berufsmäßig mit Leuchtgas zu tun hatte, nahm er an, die Kopfschmerzen kämen daher. Seit Mitte September bemerkte er eine langsam zunehmende Schwäche der beiden linken Extremitäten, die ihn aber nicht wesentlich störte und die er anscheinend auch nicht in ihrem vollen Umfang wahrnahm. Wegen der Kopfschmerzen und der Halbseitenschwäche links wurde er am 29. September 1956 an der I. Neurologischen Abteilung der Wiener Städtischen Nervenheilanstalt Rosenhügel aufgenommen. Bei der Aufnahme war der Pat. völlig orientiert, klar und geordnet, in ausgeglichener Stimmungslage. Der Duktus zusammenhängend, übersichtlich. Er gab seine Anamnese, die von der Gattin vollinhaltlich bestätigt wurde, in der oben dargestellten Weise. Das einzig Auffallende war, daß die Parese der linken Körperseite nach Art einer unvollständigen Anosognosie nicht entsprechend beachtet wurde. Der neurologische Befund ergab eine spastische Hemiparese links mit Parese des linken Mundfazialis — ohne Einschränkung des Gesichtsfeldes und ohne Sensibilitätsstörung. Unter dem Verdacht eines Hirntumors bzw. eines subduralen Hämatoms, wurde bei dem Kranken am 1. Oktober 1956 eine Angiographie der rechten Karotis durchgeführt und ein großes subdurales Hämatom nachgewiesen. Am 2. Oktober wurde an der 1. Chirurgischen Universitätsklinik in Wien das Hämatom operiert. Am 11. Oktober wurde der Pat. an die Nervenheilanstalt Rosenhügel rücktransferiert und zeigte nun für die Zeit seines früheren Aufenthaltes in diesem Krankenhause eine vollständige Amnesie. Die Erinnerungslücke begann ungefähr am 22. September und endete mit dem Zeitpunkt der Operation des Hämatoms. Der Kranke wußte nicht, wann und warum er ins Spital gekommen war, wußte nicht, in welchem Krankenhaus er sich befunden hatte, wußte nichts vom Besuch seiner Angehörigen und kannte keinen einzigen Arzt der Nervenheilanstalt Rosenhügel, auf welcher er sich 3 Tage befunden hatte, wieder. Als einzige Erinnerungsinsel gab er an, er wäre einmal in den Hals gestochen worden und hätte das laute Wort „Schuß" vernommen. Er erinnerte sich also an die intrakarotideale Injektion bei der zerebralen Angiographie und an das Kommandowort für die Röntgenaufnahme. Die durch 10 Tage dauernde Erinnerungslücke bestand bei einer Kontrolluntersuchung am 26. November 1956 genau so, zu welchem Zeitpunkt der Pat. sonst vollkommen beschwerdefrei war.

Es hat somit im Fall N. ein Zustand der Bewußtseinseinschränkung bestanden, der durch eine schwere organische Hirnschädigung, nämlich ein subdurales Hämatom verursacht, eine Erinnerungslücke von zirka 10 Tagen nach sich zog. Diese Einschränkung der Bewußtseinslage war trotz einer 3tägigen klinischen Beobachtung nicht merkbar, da der Pat. klar und geordnet, vollkommen sinngemäß handelte und vor allem seine Krankengeschichte genau und detailliert angeben konnte. Die einzige Andeutung der geänderten Bewußtseinslage war die unvollständige Anosognosie seiner linken Körperhälfte. Hätte der Kranke in dem beschriebenen Zustand eine verbrecherische Handlung begangen, würde man auf Grund der klinischen Beobachtung allein ihn für völlig verantwortlich erklären. Die Erinnerungslücke wäre als hysterische oder simulierte gedeutet worden, obwohl der Pat. 3 Tage unter den Augen von Psychiatern weilte.

Der Fall beweist die Schwierigkeit der Beurteilung einer Amnesie und den fraglichen Wert von Zeugenaussagen, die einen Menschen während des Zeitraumes beobachten, für welchen später eine Amnesie behauptet wird. Dies gilt vor allem für die Formen der pathologischen Amnesien nach Sadler, z. B. epileptischen Dämmerzuständen, in welchen die Kranken sinnvoll agieren können. Hysterische Dämmerzustände oder akute Psychosen dagegen werden von Zeugen viel leichter als abwegige psychische Haltungen erkannt werden. Fall N. *zeigt weiter, daß für die forensische Beurteilung einer Amnesie alle Faktoren, die sich aus dem Strafakt, der Anamnese, der klinischen Beobachtung und der Beachtung der Hilfsbefunde ergeben, genauestens abgewogen und individuell beurteilt werden müssen, damit nicht zu Unrecht die Diagnose auf eine hysterische oder simulierte Amnesie gestellt und einem Menschen dadurch schwerster materieller und ideeller Schaden zugefügt wird.*

In Tabelle 6 sind nochmals die 6 Kriminellen zusammengestellt, die ihre Verbrechen unter Alkoholeinwirkung verübten. Bei Fall 1, 5, 10 und 15 nahm immer ein Vorbegutachter einen pathologischen Rausch an, der in diesen Gutachten, als solcher definiert unter den Begriff der vorübergehenden Sinnesverwirrung, wie sie der § 2 c StG. meint, subsumiert wurde. Wie schon oben dargelegt, konnten Fall 1 und 10 durch die Entwicklung der Amnesie bzw. das Verhalten am Tatort eindeutig als Simulanten entlarvt werden. Fall 5 und 15 entsprachen auch nicht den Bedingungen eines pathologischen Rausches. Das einzige einem solchen zugehörige Symptom war die behauptete Erinnerungslosigkeit für die Tat, welche

Tabelle 6. *Tat unter Alkoholeinwirkung*

1. Franz D. *Mord*	*Dg.* Alkoholmißbrauch, Simulation
5. Alfred B. *Mordversuch, Gefährliche Drohung*	*Dg.* Erregbarer Psychopath, Simulation
10. Franz W. *Brandlegung*	*Dg.* Ethisch defekter Psychopath, Simulation
14. Adolf A. *Homosexuelle Handlungen*	*Dg.* Psychopathie, Homosexualität
15. Otto N. *Homosexuelle Handlungen*	*Dg.* Haltloser Psychopath, Latent homosexuell
18. Georg H. *Notzucht, öffentliche Gewalttätigkeit*	*Dg.* Leichter Schwachsinn, taubstumm

zumindest bei dem homosexuellen Otto N. glaubhaft war. In keinem Fall aber war das Verbrechen eine persönlichkeitsfremde Handlung. Otto N. war schon einige Male bei homosexuellen Praktiken überrascht worden, Alfred B. als gewalttätiger Raufbold bekannt und vorbestraft. Ebenso bestanden bei beiden Untersuchten körperliche Zeichen eines mäßigen Alkoholrausches. Es war daher in allen Fällen, bei denen die Annahme eines pathologischen Rausches vorlag, keine hinreichende Grundlage vorhanden, diese Annahme zu verifizieren. Die gutachtliche Äußerung eines früheren Untersuchers über Adolf A. (Fall 14), dieser sei ein Dipsomaner, war ebenfalls aus der Vorgeschichte, der Gleichheit des Deliktes, das den Genannten schon früher mit der Polizei in Konflikt gebracht hatte und der Verhaltensweise des A. auszuschließen. Bei Georg H. (Fall 18), wurde auch von Vorbegutachtern der Alkoholeinwirkung nur untergeordnete Bedeutung bei der Beurteilung seiner Tat beigemessen. Es fand sich somit bei keinem der jetzt angeführten 6 Fälle eine durch den Alkoholgenuß verursachte vorübergehende oder dauernde Geistesstörung, wie sie den Bedingungen des § 2 StG. entspräche.

Betrachtet man nun abschließend die in den 23 Fakultätsgutachten beurteilten Personen unter Hinblick darauf, ob und wenn in welcher Beziehung zu ihrer Tat eine Geisteskrankheit im Sinne des ÖStG. bestanden hat, ergibt sich folgendes: Bei zweien, nämlich der Maria K. (Fall 8) und dem Leo W. (Fall 19), bestanden vorübergehende bzw. periodisch auftretende Geistesstörungen. Die K., eine Epileptikerin mit Dämmerzuständen, würde unter den § 2 c, wo er von vorübergehender Sinnenverwirrung spricht, fallen. Leo W., ein Manisch-Depressiver, wäre unter den § 2 b, wenn dieser von abwechselnder Sinnenverrückung spricht, solange diese währte, zu subsumieren. In beiden Fällen war aber nachgewiesen worden, daß die kriminelle Handlung außerhalb der Sinnenverwirrung bzw. abwechselnden Sinnenverrückung, also im freien Intervall begangen worden war. Die Untersuchten konnten somit zur Zeit der Tat nicht als geisteskrank bezeichnet werden. Nach dem Verbrechen geisteskrank wurde 1 Pat., nämlich Anton B. (Fall 22). Er leidet, wie oben ausgeführt, derzeit an einer echten Paranoia. Zur Zeit der Tat waren 3 Untersuchte geisteskrank. Es sind dies der leukotomierte Schizophrene Johann St. (Fall 7) und der imbezille Eduard St. (Fall 20). Die beiden entsprechen den Bedingungen des § 2 a StG., wo dieser eine Handlung oder Unterlassung dem Verbrechen nicht zurechnet, wenn der Täter des Gebrauches der Vernunft ganz beraubt ist. Die Maria H. (Fall 23) war zur Zeit der Tat vorübergehend geisteskrank, da bei ihr damals eine paranoid-querulatorische Reaktion ablief. Schließlich ist noch der Jugendliche Franz P. (Fall 21) erwähnenswert, bei dem das Fakultätsgutachten unter Hinblick auf die Verwahrlosung für die homosexuellen Handlungen die Bedingungen des § 10 JGG. als gegeben erachtete. Somit waren von insgesamt 23 untersuchten Kriminellen zur Zeit ihres Verbrechens nur 3 im Sinne des § 2 ÖStG. geisteskrank. 1 Fall erkrankte nach seinem Verbrechen, 2 periodische Kranke wurden im freien Intervall Rechtsbrecher, der Rest, das sind 17 Untersuchte, waren psychopathische oder geistig im wesentlichen intakte Persönlichkeiten. Bei 4 Kranken, nämlich den Fällen 7, 8, 20 und 22, wurde wegen Gemeingefährlichkeit die dauernde Internierung für nötig erachtet und dem Gericht empfohlen. Obwohl ein so kleines Untersuchungsgut, wie es 23 Personen sind, keinerlei statistische Rückschlüsse zuläßt, erscheint der Prozentsatz von Geisteskranken unter den Untersuchten relativ nieder, wird aber seine Ursache wohl darin haben, daß eben nur ausgewählte Fälle die Erstattung eines Fakultätsgutachtens verursachen.

Paragraphensammlung

§ 125 öStPO. (österreichische Strafprozeßordnung): Ist der Befund dunkel, unbestimmt, im Widerspruch mit sich selbst oder mit erhobenen Tatumständen oder weichen die Angaben zweier Sachverständiger über die von ihnen wahrgenommenen Tatsachen erheblich voneinander ab und lassen sich die Bedenken nicht durch eine nochmalige Vernehmung beseitigen, so ist der Augenschein, sofern es möglich ist, unter Zuziehung desselben oder derselben Sachverständigen zu wiederholen. Erforderlichenfalls können an ihrer Stelle andere Sachverständige zugezogen werden.

§ 126 (1): Ergeben sich solche Widersprüche oder Mängel in bezug auf das Gutachten oder zeigt sich, daß es Schlüsse enthält, welche aus den angegebenen Vordersätzen nicht folgerichtig gezogen sind, und lassen sich die Bedenken nicht durch eine nochmalige Vernehmung der Sachverständigen beseitigen, so ist das Gutachten eines anderen oder zwei anderer Sachverständigen einzuholen.

(2): Sind die Sachverständigen Ärzte oder Chemiker, so kann in solchen Fällen das Gutachten einer medizinischen Fakultät eingeholt werden. Dasselbe geschieht, wenn die Ratskammer die Einholung eines Fakultätsgutachtens wegen der Schwierigkeit der Begutachtung nötig findet.

§ 134 (1): Entstehen Zweifel darüber, ob der Beschuldigte den Gebrauch seiner Vernunft besitze oder ob er an einer Geistesstörung leide, wodurch die Zurechnungsfähigkeit aufgehoben sein könnte, so ist die Untersuchung des Geistes- und Gemütszustandes des Beschuldigten jederzeit durch einen oder nötigenfalls zwei Ärzte zu veranlassen.

(2): Dieselben haben über das Ergebnis ihrer Beobachtungen Bericht zu erstatten, alle für die Beurteilung des Geistes- und Gemütszustandes des Beschuldigten einflußreichen Tatsachen zusammenzustellen, sie nach ihrer Bedeutung sowohl einzeln als im Zusammenhang zu prüfen und, falls sie eine Geistesstörung als vorhanden betrachten, die Natur der Krankheit, die Art und den Grad derselben zu bestimmen und sich sowohl nach den Akten als nach ihrer eigenen Beobachtung über den Einfluß auszusprechen, welchen die Krankheit auf die Vorstellungen, Triebe und Handlungen des Beschuldigten geäußert habe und noch äußere, und ob und in welchem Maße dieser getrübte Geisteszustand zur Zeit der begangenen Tat bestanden habe.

§ 2 öStG. (österreichisches Strafgesetz): Daher wird die Handlung oder Unterlassung nicht als Verbrechen zugerechnet:

a) wenn der Täter des Gebrauches der Vernunft ganz beraubt ist;

b) wenn die Tat bei abwechselnder Sinnesverrückung zu der Zeit, da die Verrückung dauerte; oder

c) in einer ohne Absicht auf das Verbrechen zugezogenen vollen Berauschung (§§ 236 und 523) oder einer anderen Sinnenverwirrung, in welcher der Täter sich seiner Handlung nicht bewußt war, begangen worden.

§ 46: Milderungsumstände, welche auf die Person des Täters Beziehung haben, sind:

a) wenn der Täter in einem Alter unter 20 Jahren, wenn er schwach an Verstand oder seine Erziehung sehr vernachlässigt worden ist.

§ 236: Obgleich Handlungen, die sonst Verbrechen sind, in einer zufälligen Trunkenheit verübt, nicht als Verbrechen angesehen werden können (§ 2, lit. c), so wird in diesem Falle dennoch die Trunkenheit als eine Übertretung bestraft (§ 523).

§ 523 (geändert durch die Strafgesetznovelle des Jahres 1952): Wer sich vorsätzlich oder fahrlässig durch den Genuß eines berauschenden Mittels in einen die Zurechnungsfähigkeit ausschließenden Zustand versetzt (§ 2 c), macht sich, wenn er in dieser Berauschung eine Handlung oder Unterlassung begeht, die ihm außer diesem Zustand als Verbrechen oder Vergehen zugerechnet würde, eines Vergehens, wenn er aber in dieser Berauschung eine sonst als Übertretung mit gerichtlicher Strafe bedrohte Handlung oder Unterlassung begeht, einer Übertretung schuldig.

§ 10 JGG. (Jugendgerichtsgesetz): Jugendliche, die eine mit Strafe bedrohte Handlung begehen, sind nicht strafbar, wenn sie aus besonderen Gründen noch nicht reif genug sind, das Unrechtmäßige der Tat einzusehen oder nach dieser Einsicht zu handeln.

Literatur

Bachet, M. M.: Ann. méd. psychol. **3**, 3 (1951). — Bash, K. W.: Lehrbuch der allgemeinen Psychopathologie. Stuttgart: Georg Thieme-Verlag. 1955. — Braun, E.: Im Handbuch der Geisteskrankheiten, herausgegeben von O. Bumke, Bd. V, spez. Teil I. Berlin: Julius Springer. 1928. — Breitenecker, L.: Diskussionsbemerkung zu Vortrag Douda-Reisner in österr. Gesellschaft für Strafrecht und Kriminologie am 28. Februar 1957. — Bumke, O.: Lehrbuch der Geisteskrankheiten. München: J. F. Bergmann. 1936. — Douda, F.: Vortrag, gehalten in der österr. Gesellschaft für Strafrecht und Kriminologie in Wien am 28. Februar 1957. — Griez, de: Zbl. jur. Praxis (1886). — Gruhle, H. W.: Im Handbuch der Geisteskrankheiten, herausgegeben von O. Bumke, Bd. VIII, spez. Teil IV, und Bd. IX, spez. Teil V. Berlin: Julius Springer. 1930/1932. — Hoff, H. und H. Reisner: Wien. klin. Wschr. **69**, 38/39 (1957), Wagner-Jauregg-Gedächtnisheft. — Lenz, H.: Wien. Z. Nervenhk. **13**, 3 (1957). — Linnemann, J. und Ebbe: Nord. med. Tskr. (Schwd.) **48**, 1257 (1952). — Lohsing-Serini: Österr. Strafprozeßordnung, IV. Teil. — Mayer, S.: Kommentar zur öStPO., I. Teil. — Reisner, H.: Wien. klin. Wschr. **61**, 43 (1949); Mitt. österr. San.-Verw. **52**, 4 (1951); **54**, 10 (1953); Vortrag, gehalten im Verein für Neurologie und Psychiatrie in Wien am 10. Dezember 1956 (erscheint in Wien. Z. Nervenhk.); Vortrag, gehalten in österr. Gesellschaft für Strafrecht und Kriminologie in Wien am 28. Februar 1957 (erscheint in Wien. Z. Nervenhk.). — Sadler, W. S.: Practice of Psychiatry. St. Louis: the C. V. Mosby Co. 1953. — Scheid, K. F.: Im Handbuch der Geisteskrankheiten, herausgegeben von O. Bumke, Ergänzungsband. Berlin: Julius Springer. 1939. — Schneider, K.: Die Beurteilung der Zurechnungsfähigkeit. Stuttgart: Georg Thieme-Verlag. 1956. — Schönbauer, L. und M. Jantsch: J. Wagner-Jauregg-Lebenserinnerungen. Wien: Springer-Verlag. 1950. — Straussler, E.: Z. Neur. **16** (1913). — Wagner-Jauregg, J.: Wien. klin. Wschr. **14**, 12 (1901); **14**, 21 (1901); **14**, 30 (1901); Jb. Psych. **39**, 429 (1902); Zbl. Jur. Prax. **25**, 11/12 (1907); Mschr. Kriminalpsychol. Heidelberg **4**, 429 (1907); Jb. Psych. **46**, 130 (1928); Gerichtliche Psychopathologie in E. R. Hofmanns Lehrbuch der gerichtlichen Medizin, bearbeitet von A. Haberda. Berlin und Wien: Urban u. Schwarzenberg. 1927; Wien. klin. Wschr. **9**, 269 (1920); Psychoanalyse und Kriminalistik in „Neue Freie Presse“ vom 16. Februar 1931; Wien; Erinnerungen an die Affäre Girardi in „Neues Wiener Tagblatt“ vom 12. Mai 1940.